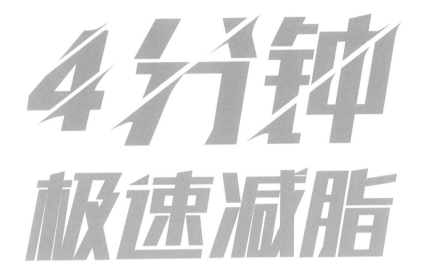

4分钟极速减脂

刘洹 著

中信出版集团 | 北京

图书在版编目（CIP）数据

4分钟极速减脂 / 刘洹著. -- 北京：中信出版社，
2020.7（2021.12 重印）
ISBN 978-7-5217-1832-4

I. ① 4… II. ①刘… III. ①减肥－基本知识 IV.
①R161

中国版本图书馆CIP数据核字（2020）第 070798 号

4分钟极速减脂

著　者：刘洹
出版发行：中信出版集团股份有限公司
　　　　　（北京市朝阳区惠新东街甲 4 号富盛大厦 2 座　邮编　100029）
承 印 者：北京尚唐印刷包装有限公司

开　　本：787mm×1092mm　1/16　　印　　张：16　　　　字　　数：164千字
版　　次：2020 年 7 月第 1 版　　　印　　次：2021 年 12 月第 4 次印刷
书　　号：ISBN 978–7–5217–1832–4
定　　价：68.00 元

目 录

第一章

减肥的底层原理

第二章
减肥的认知误区

第三章
这些减肥"捷径"能不能走？

第四章

每天4分钟，
极速燃卡&塑形练起来

第五章

练好，更要吃对

第六章

定制个人专属减肥方案

彩蛋

10 个超实用减肥技巧

让减肥成为一件可持续、不痛苦的事

我从未想过自己今天能如此幸运地走到这一步——帮助上万名小伙伴成功减肥。这其中有奥运跳水冠军、明星歌手、企业高管和自媒体人，但这一路很波折。

在从事健身行业之前，我曾在美国堪萨斯大学拿到全额奖学金攻读环境科学专业的硕士，就是这个时候接触健身的。由于对健身产生了极大兴趣，我开始拼命锻炼，并且自学考取了许多国际教练认证证书。

由于来自博士家庭，读博似乎成了我们家族成员理所当然的选择。硕士毕业后我同样获得了全额奖学金到了香港大学读博，在这期间我依然很爱钻研健身内容，花费的时间甚至超过了我的本职工作。

我渐渐发现自己未来并不想从事环境方面的学术和科研工作，我更感兴趣的是健康和健身类行业。和父母进行了一番探讨后，他们不仅没有反对，反而还给了我很多鼓励和建议，于是我便开始了离校创业之路。

最开始创业的时候我选择开健身工作室，当时的想法真的很简单，只是自己特别喜欢健身，想试试这个行业，顺便赚点钱养活自己就可以了。

工作室做了一段时间后我意识到，自己每次上私教课只能指导一位学员，即便我一天上 10 节课，也只能帮到 10 个人，效率还是很低的，并且很多时候学员问来问去都是那些类似的问题，存在非常多相同的误区。

于是我就开始思考，如果我想影响更多人，让更多人了解科学健身，那做一个普通的健身私人教练，能影响的范围显然是非常有限的。所以我开始在网上写文章、拍视频，去做健身减肥的科普。

由于自己走的冤枉路比较多，加上我的文章、视频比较接地气，对大家也比较实用，慢慢地，我收获了不少关注者，这让我看到了互联网教育能影响更多人的可能性，我开始开设自己的线上课程。

在这个过程中，我渐渐发现学员需求最大、最广泛的还是减肥这块儿，尤其是女生。虽然我自己有不少经验，也看过很多相关书籍文献，但我同时也了解到减脂是一个非常专业和系统的领域，所以我暂停了所有的线上课程，花了整整几个月时间钻研，并考取了减脂方面的顶级认证——美国运动医学会减重专家。

其中最重要的一课，是了解到运动虽然能消耗能量，但是相比饮食，运动对减肥的效果来说更多只是锦上添花而已，运动更大的功能是提升身体机能和代谢水平，因此运动也是不可或缺的。但运动如果无法提升效率、缩短时间，无法找到更便捷的方法，对很多人来说根本无法长期坚持。

事实上，在欧美已经有很多人广泛使用短时间、高强度的训练法（High Intensity Training, 简称HIT）进行运动了，在这些HIT当中最具代表性的要数"4分钟训练法"了。

我猜你可能会惊讶，4分钟的训练也叫训练？这到底是一种什么样的训练法啊？

这种训练法需要连续进行20秒的高强度运动，然后休息10秒，重复8次，共计4分钟，目标是让身体达到极度疲劳的效果。这种高强度的间歇性运动能够同时最大程度调动两种供能系统参与运动中的能量供应。研究表明，每周进行 4 次 4 分钟训练，持续 6 周能够同时大幅提升有氧耐力水平和无氧耐力水平。也就是说，几分钟的 HIT 运动会让人的心肺功能和体能都得到提升，人还会变得更有活力。

很多小伙伴可能会有疑问，4 分钟的训练虽然能提升健康水平，但运动时间那么短怎么把脂肪给"刷"下来呢？不是都说减肥必须做低强度的有氧运动，还必须持续一定时间，比如慢跑超过多少时间才会消耗脂肪吗？

其实，不论做任何运动，有氧和无氧能量系统都在参与提供能量，只是比重不同，也就是说，并不存在单纯的有氧运动或者无氧运动。

首先，虽然低强度的长时间有氧供能占据主导地位的运动能够慢慢消耗脂肪，但是，身体是连续工作的，脂肪任何时候都在被消耗，做任何运动也都会消耗脂肪，只是消耗的比重有所不同。

有研究对比了长时间中等强度运动中糖和脂肪的供能比例，结果发现，从一开始到 60 分钟运动结束，脂肪的供能比例都维持在 40%~60%。所以，无论运动时间长短，运动其实都会消耗脂肪，并且短时间运动的脂肪消耗的比例也并不低。

其次从运动强度来说，在高强度运动下，因为能量需求急迫而且大，糖就会成为主要供能燃料，脂肪供能的比例就会少，而低强度运动能消耗的脂肪比例确实更高，但是由于它整体运动强度比较低，所以消耗的脂肪绝对值并不高。

打个比方大家就好理解了，比如进行时长相同的低强度慢跑和高强度运动。虽然慢跑消耗脂肪的比例较高，但是消耗的总能量太低，所以消耗的脂肪绝对值也很低；而高强度运动消耗的总能量很高，即便来自脂肪的比例低一些，消耗的脂肪绝对值也更高（大部分普通人做的高强度运动实际上并不会有那么大强度，所以脂肪参与供能的比例也不会太低的）。

表 0-1 高低强度运动消耗热量示意表

运动类型	消耗总热量 /kcal	脂肪燃烧比例	脂肪总消耗 /kcal
低强度	200	60%	120
高强度	500	40%	200

最后，像做 4 分钟这样的 HIT 类运动能够"爆炸式"消耗身体中的糖分，而消耗的这些"宝贵的"糖分等到运动结束后要通过脂肪的氧化来偿还，也就是很出名的 EPOC 效应，即运动后过量氧耗。简单来说，运动时强度大，身体会需要更多氧气，当氧气供给不足的时候，身体就会在运动结束后的一段时间把这部分欠下的氧气给偿还掉，而过量氧耗消耗的基本上都是脂肪。

除此之外，由于 HIT 类运动的强度大、时间短，相比长时间的有氧型运动能够更好地保持肌肉量（减肥期肌肉含量对于维持高的代谢是非常关键的）。

也就是说，HIT 类运动除了运动中消耗的脂肪绝对值更高以外，运动后消耗的脂肪量更高，还能维持肌肉和代谢率。因此，我认为只要单位时间内强度更大、消耗更多能量的运动，对减肥而言应该会是性价比更高的方式。

另外，说到维持肌肉含量就必须再提到抗阻力训练，也就是大家一般说的"撸铁"。抗阻力训练能够增加肌肉含量和代谢，进行局部塑形的同时还能预防反弹。

所以，对于普通上班族来说，在时间有限的情况下，想减脂塑造好身材，一定要把这些宝贵的健身时间花在投入产出比更高的项目中，也就是高效率的中高强度训练和抗阻力训练。

在我的第一本书《每周健身两小时，在家练出好身材》里，我就表达过自己的理念，对于非健身行业的大众，应该掌握如何提高效率、付出少量时间获得好身材的健身方法，一方面是能不依靠健身房的时候就尽量在家练，节省通勤时间；另一方面，通过动作安排来提升锻炼效率，缩短每次健身的时长。这样一来，大家对时间和注意力的消耗就没有那么大，也更容易长期坚持下来。

我的这本书依旧会延续高效的理念，本书由六个章节组成。

我会在第一章用容易理解的语言带你了解减肥的底层原理。在第二章，我会帮你走出减肥误区，帮你全面重塑减肥认知。第三章，我会分析市面上的减肥方法和"捷径"是否靠谱。第四章运动部分，我会带你进行省时、高效的 4 分钟燃卡和塑形运动，无论是在家、户外还是健身房都可以使用，帮你大幅度节省健身的时间花费，腾出时间去生活，让你更容易坚持。第五章饮食篇，对于减肥，饮食永远是更重要的部分，因此，我会全面讲解市面上常见的食品类别对减肥的影响。第六章是实操板块，我会手把手陪你定制自己的动态减肥方案，让你在未来的日子里也能举一反三。

最后的彩蛋，我还会告诉你 10 个超级实用的减肥小技巧，包括饮食技巧和运动技巧，帮助你更好地执行减肥方案和保持体形。

最后，来说说减肥、减脂以及减重的区别。实际上，我个人认为减肥和减脂本来就是一回事，"减肥"中的"肥"指身上的肥肉，也就是脂肪，减肥等于减掉身上的脂肪。而"减脂"顾名思义，就是身体脂肪的减少。所以减肥和减脂说的是一个意思。

只是大多数人在提到减肥的时候通常会把减肥等同于体重的下降。体重包含身体水分、瘦体重（身体成分是指人的所有组织器官的总成分，分为脂肪与非脂肪两种。前者称为肥体重或脂体重，后者称为瘦体重或去脂体重）和脂肪，由于水分和肌肉的流失对体重降低的影响是很显著的，因此"减重"会在体重秤上表现出明显的数字变化，但是脂肪减少的程度可能是比较少的。所以，"减重"不等于"减肥"或者"减脂"。

考虑到我们在日常生活中说的都是"减肥",所以本书内文中我更多地用了"减肥"这个词,但请读者注意,书中大部分位置出现的减肥和减脂是可以相互替换的。又因为"减脂"这种表述相对更专业、正式,所以书名中用的是"减脂"。

我希望减肥的过程也是一件可持续、不痛苦的事,相信这次减肥我们一定会成功。

参考文献

1. 王巨文.体育专业大学生中等强度长时间运动中机体能量代谢特征研究［D］.金华:浙江师范大学,2010.

2. Tabata, I., Irisawa, K., Kouzaki, M., Nishimura, K., Ogita, F., Miyachi, M., Metabolic profile of high intensity intermittent exercises［J］. Medicine & Science in Sports & Exercise, 1997,29.

扫描二维码,一起极速减脂

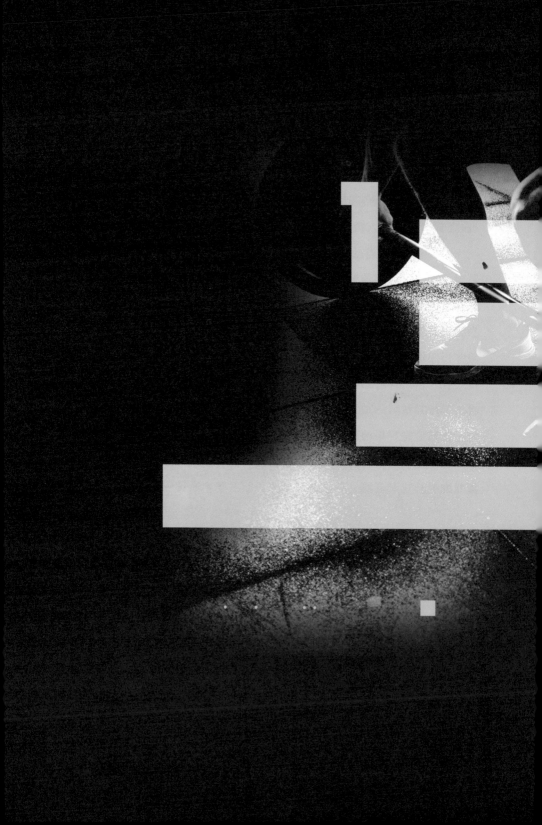

减肥的
底层原理

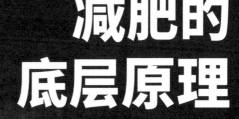

能量测算：
认真减肥的你
必须搞懂这个

就好比行驶的汽车需要燃料提供动力一样，人的一切生命活动都需要有能量提供支持。所以，没有能量也就没有了生命，没有了你和我。

能量供给的流程大致是这样子的：我们吃了东西之后，食物实际上是在我们肚子里缓慢燃烧，释放出能量，有了这些能量我们就可以维持体温，进行正常的生理活动。其实这个跟火炉里烧柴火也没有多大区别。

能量是用卡路里做单位来衡量的，卡路里则是从英文"calorie"音译而来，它指的是在 1 个大气压下，将 1 克水提升 1 摄氏度所需要的热量。然而，卡路里这个单位非常非常小，即使是 1 粒葡萄也能提供成千上万的卡路里。所以，为了方便计算，科学家就以 1 000 卡路里的公制单位表示能量，称为千卡或者大卡。注意了，很多人会把卡路里和千卡这两个单位搞混，实际上，我们平时在跑步机上显示消耗的卡路里是千卡，包括我们口头上说的卡路里也通常指的是千卡。

这里有必要再说明一下：

千卡和大卡实际上是一回事，1千卡=1 000卡路里，所以卡路里其实又称作小卡。而在国内用得比较多的能量单位是千焦，我们在中学物理课就学过，千焦和千卡的换算关系是1千卡≈4.2千焦。本书中的能量和热量在数值上是一样的。

能量本身并不是营养素，它是从我们吃的食物当中的碳水化合物、脂肪和蛋白质在体内经过分解、代谢所释放出来的，所以这三大营养素也叫产能营养素。其中，脂肪的单位产能最大，1克脂肪产热9千卡，蛋白质和碳水化合物一样，都是每克产热4千卡。

大家可能会好奇，这些数值是怎么测出来的？其实也很容易理解，我们上面说了，食物燃烧跟烧柴火可以类比起来，那么想知道食物的能量，办法也是烧了它。测量食物热量的仪器叫"热量计"，就是在密闭空间中用电火花把食物点燃，看食物燃烧的热量能使周围的水升高多少摄氏度，就能把食物热量测出来了。

当然，上面说的三大营养素的热量是平均值，并不是所有脂肪的热量都是9千卡/克，比如肉蛋类中的脂肪，热量就会高一点，大概是9.03千卡/克；植物中的脂肪热量低一些，大概是8.37千卡/克。9千卡其实是平均值。碳水化合物和蛋白质，情况也类似。比如，同样是碳水化合物，葡萄糖的热量其实就比淀粉低。

另外，这些数值是食物在体内提供的净热量值。食物在体外燃烧的话，热量还要更高。比如蛋白质，在热量计里燃烧，平均热量是5.56千卡/克，但吃到肚子里，就只能提供平均4千卡/克的热量。这是因为食物在体内氧化，总是会有部分热量的损耗。

三大营养素中，主要由碳水化合物和脂肪来给人体提供能量。蛋白质虽然也可以用来供能，但是它更重要的职责是构成身体的活性物质，比如各种酶和抗体等。它的含量有限决定了它相对会更稀缺，应该尽量受保护，而不是作为能量被燃烧。

食物中的能量主要是为人体每天的能量消耗做补充的。对于减肥，了解这些是很有必要的。人每天的能量消耗分为三部分：基础代谢率、食物能量效应和日常活动消耗。

基础代谢率（Basal Metabolic Rate，简称BMR）是指人在清醒又极端安静的状态下，不受肌肉活动、环境温度、食物及精神紧张等影响时的能量代谢率。

基础代谢占了人体大部分日常消耗的能量，也就是说你躺在床上一动不动也会消耗很多能量。其他消耗来自食物能量效应和日常活动消耗。

食物能量效应是指消化、吸收、运输、代谢和储存营养素所需的能量，也就是说你想消化和利用食物里的热量本身也是需要支出一定的能量的，这个道理就好像我们从银行提款需要一笔手续费一样。

日常活动消耗是指支持基础代谢以外的体力劳动所需能量，比如有的人坐在办公室一动不动，有的人会走路上班，有的人喜欢打球和撸铁，这样一来，不同人的活动消耗差别就很大了。

在久坐不动人群里，日常活动消耗可能只占基础代谢能量的一半或者更少，而运动员的体力活动消耗则可能等于或者高于基础代谢能量。怎么理解呢？例如，一名男性运动员，每天的基础代谢能量是 1 500 千卡，而他的日常活动消耗能达到 2 000 千卡，要超过基础代谢能量。

影响基础代谢率的因素包括年龄、生长速度、性别和身体成分等。通常来说，一个人越重，他在基础代谢上消耗的总能量越多，但每千克体重消耗的能量可能更低。例如，体重 75 公斤的健康男性的基础代谢能量是 1 500 千卡，相当于 1 公斤体重要代谢 20 千卡；而一个健康的 5 公斤的儿童的基础代谢能量就可能达 300 千卡，相当于 1 公斤体重要代谢

60 千卡。所以，虽然儿童的基础代谢总量低于成人，但儿童每公斤体重消耗的能量要比成人高得多。

另外，身材越胖的人，通常他每公斤体重的耗能会比身材较瘦的人少，这主要是由于瘦肉组织的生理代谢所需的热量大于脂肪组织。

基础代谢率无法直接反映一个人真正的最低热量需求，因为无论怎么懒惰的人，也会有非常轻微的活动，例如睡觉翻个身、讲话、眼球转动等等。所以，基础代谢率之外还有一个静息代谢率。这个静息代谢率会比基础代谢率高一点点，这才是一般人所需的最小能量需求。为了不搞复杂，大家把这两者简单等同起来就可以了。

减肥本质：
商家最不愿意告诉你的减肥秘密

前面我们说严肃减肥必须搞懂能量，下面我来介绍一下能量平衡法则，这是热力学第一定律，也是我们在中学物理当中就接触过的。

这个定律指出，自然界一切物质都具有能量，能量有不同的表现形式，可以从一种形式转化为另一种形式，也可以从一个物体传递给另一个物体，在转化和传递过程中能量的总和不变。

对于咱们的体重来说就是，如果你摄入的能量和你消耗的能量持平，那么体重就会维持不变；如果你摄入的能量高于消耗的能量，身体便产生了能量盈余，那多出来的能量就会主要以脂肪的形式储存下来，人体就会增重；如果你摄入的能量低于消耗的能量，给身体造成了能量缺口，身体就会调用储存的"燃料"来弥补这个缺口。

因此，根据能量平衡法则，为了增重，你的能量摄入要超过能量消耗；而为了减肥，你的能量摄入必须低于能量消耗。道理其实就是这么简单。

根据能量平衡法则，我们可以进一步思考，一个人无论吃的食物多么健康，只要能量超出身体所需，都会囤积成为身体脂肪导致长胖。比如水果，大家肯定都觉得很健康吧，我爸爸就特别喜欢吃水果，尤其是西瓜，他经常一次性买一大堆水果。他平时正餐不吃太多，但是吃很多西瓜和其他水果，导致摄入的总能量超标，造成脂肪囤积和体重上升。

因此，虽然有的食物是天然的并且营养素密度高，但是以健康为目的的饮食和以减重为目的的饮食依旧是两个概念。当然，我现在认为健康的饮食不仅是对种类的选择，还要有对量的控制。

我们再思考另一方面，如果你每天吃不健康的食物，比如加工零食和垃圾食品，但总体摄入能量依旧低于你的消耗，那你的体重也不会增加，虽然这可能会让你的体脂率升高一点。

我在美国的时候就看过不少报道，美国有不少人常年吃比萨、汉堡和薯条，但体重和体形都非常标准。最夸张的是有人坚持37年每天吃比萨，体重和身体指标也都非常正常。我自己也是一个经常吃零食的人，但是我依旧能够常年保持清晰的腹肌。

也就是说，虽然我们吃的食物的质量是非常重要的，但是对于减肥而言，关键的还是要有能量缺口。只要让身体产生了能量缺口，那么偶尔放松一下，享用一点自己喜欢的美食也用不着有那么大的压力和负罪感。毕竟，身材要有，生活也要有。

很多小伙伴可能会想，完全看能量平衡的话是不是太绝对了？比如，我每天吃的东西不可能完全一样多吧？为什么体重却能够常年保持不变呢？

确实，一个人每天吃的东西的总能量都是有变化的，有时候吃多，有时候吃少，但这些短时间的能量差异反映到体重上是非常不明显的。比如，有时候你吃了一顿自助餐，当天吃超了 1 000 千卡，脂肪虽然能够储存下来，但是也就几十或上百克，肚子上肯定不会马上感受到脂肪的增长。况且，你也不会每天吃超这么多，可能后面几天又少吃了，这样又平衡回来了。所以，一段时间内的总能量还是维持平衡的，体重也不会有多少变化（就算短期有变化也是因为水分）。

另外，摄入的能量虽然相同，但不同的食物，不同的人消化吸收能力也是不一样的，所以摄入的能量肯定不是完全被吸收。打个比方，有的人每天摄入 2 000 千卡，吸收 1 800 千卡；有的人摄入 2 000 千卡，只吸收 1 600 千卡，这样一来，对于两个每天消耗同为 1 700 千卡的人来说，摄入同样的能量，结果可能是一个人略增重，一个人略减重。

只不过计算吸收能量太麻烦也不现实，而且如果非要关注吸收能量，就会提高摄入的能量值，这反而不利于人们刻意去减少饮食。所以，还是统一来估算摄入能量就可以了。因此，更确切地说，减重的原理是身体摄入并吸收掉的能量低于身体消耗的能量，这才算真正的能量差。能量平衡法则依旧成立。

除此之外，能量平衡也是动态的。一个人体重的增加或减少，也会造成身体消耗的增加或减少，所以，摄入量的不断调整对于持续减肥是很关键的。总之，减肥的底层原理就是身体能量缺口的产生，这一点是不变的规律，市面上的所有减脂产品都是通过制造能量缺口来达到减肥的目的。

那具体如何产生能量缺口来减肥，我们在后面的章节会具体讲解。

饮食运动：
对于减肥，运动、饮食究竟几比几？

我们刚介绍了减肥的本质就是摄入能量低于消耗能量，制造能量缺口，市面上所有减肥方法的原理其实都回归到了这里（当然，除了抽脂）。

比如节食、断食和吃各种代餐，本质上是通过减少摄入能量制造能量缺口；吃减肥药也是通过减少吸收能量制造能量缺口；去健身房锻炼、每天跑步则是通过增加消耗能量来制造能量缺口。

那么，减少饮食摄入和增加运动消耗哪个对减肥更有效呢？

答案是减少饮食摄入更有效。

首先，对于大部分普通人来说，运动耗能其实并没有我们想象的那么高。这符合进化学原理，因为咱们老祖宗是通过打猎获得食物果腹，如果打猎消耗的能量高于从猎物中获得的食物能量，人类是很难维持生存的。所以身体逐渐学会了节约消耗的方式，运动的能量支出就不高，这有利于人类生存。

有一则研究计算了普通人每周消耗的能量。研究显示，即便是非常规律的运动者，每周消耗的能量也就在 1 000 千卡左右，平均下来每天才约 140 千卡，更不要说普通久坐人群，消耗就更低了。大家想想，你周围每周能雷打不动保证规律地锻炼 3~4 次，每次 30 分钟以上的人能有多少呢？这在整个人群中的比例是非常低的。

而我们的平均每日饮食摄入能量已经达到 2 500 千卡以上，有的国家甚至接近 3 000 千卡了！

如果拿每天的运动消耗 140 千卡除以饮食摄入 2 500 千卡，这样计算下来，运动消耗只占饮食摄入的 5.6%。

当然，这 2 500 千卡的饮食摄入还要维持人的正常基础代谢，但就算再从中减去 1 000 多千卡的基础代谢能量，普通人每天的运动消耗也只占超出基础代谢率摄入能量的百分之十几。换句话说，俗话说的"三分靠练，七分靠吃"，对于减肥恐怕是"一分靠练，九分靠吃"了。

除此之外，做同样的运动，效率还会逐渐降低。

这依旧符合进化学原理。因为运动会消耗能量，但身体希望节约能量，所以人体会逐渐适应运动强度，让身体在相同运动下消耗更低的能量。比如，你一开始跑步或者健身的时候会很累，过一个月身体机能提升，做同样的训练就变得比较轻松了，消耗也就变少了。

最后，单纯增加运动量对于普通人来说是不可长期持续的。

大量运动一开始的确能够减少体重，那是因为一个之前没有什么运动量的人突然加入锻炼，身体耗能比平时高了，产生了能量缺口，同时身体中的糖分和水分也减少了，导致体重短期快速降低。

不过，如果想要维持减后的体重或者继续减重，就要更拼命地锻炼，花更多时间锻炼，这样一来意志力就会逐渐被消耗，以至于最终坚持不下去。毕竟绝大多数人都有工作、家庭和生活，也不是运动员，不会有那么多时间花在运动上，所以长期花很多时间锻炼是不实际的。

运动还可以使我们产生成就感，以为自己已经在改变。如果我们因为运动后满头汗的成就感而多吃了，那好不容易通过运动消耗掉的能量只需要一个面包，或者一瓶饮料就全部回来了。如果因为哪天运动了很多，要犒劳自己，吃个夜宵，那更加适得其反，还不如不运动也不吃。

随着运动量的提高，我们的食欲也增加了。相信大家都有这样的感觉，就是打完球或者游泳之后特别饿，其实，如果运动后吃得跟平时一样多是没问题的，但很多人运动后并不会刻意控制自己的食量，会无意识地吃更多。

也就是说，平时你不运动减肥还能控制自己的饮食，但是运动之后，反而有可能吃更多。

因此，以运动为主的减肥，除非有强大意志力，或追求短期成果，否则一般人无法长期保持。

综上所述，我认为书中的4分钟高强度训练就尤为重要了。首先，既然运动更多是辅助减脂、增强身体机能和代谢，因此减肥需要运动配合，但是完全不需要过多的运动。其次，对于普通非健身行业的大众，我们要找到的是运动获得好效果的最小有效量。所以本书中的4分钟高强度训练提供了一个非常好的解决方案，时间短，能坚持，强度够，变化多，单位时间消耗能量多，还能够提升健康水平。只要坚持，一定能看到非常好的效果。

脂肪储存：身体脂肪都藏哪儿了？

脂肪组织主要是由大量的脂肪细胞"抱团"而成。一个成人身上大约有 300 亿个脂肪细胞，有的肥胖者体内脂肪细胞总数超过 900 亿个。

这里稍微说明一下，一般认为，脂肪细胞的体积会变大和缩小，但是数量在成年之后就会保持稳定，就算是胖了，数量也不会增加。然而，有报道指出，如果一个人过度肥胖，比如体重超过标准体重 70% 的时候，一个 1.6 米高、体重 190 斤的妹子，她体内的脂肪细胞不但体积会增大，而且细胞的数量也会增加。这可能是因为，已有的脂肪细胞膨胀到了极限，数量就会开始变多。

所以，如果你长胖到一定程度，那么脂肪细胞的体积和数量都会增加。然而，减肥时，脂肪细胞的体积会缩小，脂肪细胞的数量却并不会减少了。这样一来，如果体重减下来后又超量饮食，这些缩小的脂肪细胞会再次快速吸收脂肪变大。

经典的脂肪组织分为白色脂肪（黄色脂肪）和棕色脂肪。

为啥会有不同类型的脂肪呢？因为身体脂肪有不同的功能，分别用于储存能量、保暖、分隔器官、产生热量等。储存能量的是白色脂肪，它将多余的能量以甘油三酯的形式储存起来，所以平时我们吃多了，体重超标的时候，囤积的脂肪都是白色脂肪。白色脂肪含量是最多的，占所有脂肪组织的90%以上。皮下脂肪和内脏脂肪都属于白色脂肪。因此，有啤酒肚或大腿、臀部脂肪较多的人，白色脂肪含量会更高。

还有一种是棕色脂肪，这种脂肪分布在颈部、背部以及心脏，它的功能主要是消耗能量。什么？脂肪消耗能量？

是的，因为这种棕色脂肪聚集了很多线粒体，所以颜色更深，它通过线粒体将脂肪氧化产生的能量以热能的形式释放出去。所以，棕色脂肪可以类比骨骼肌，也是人体产热耗能的主要器官。50克活化的棕色脂肪每天能增加5%的静息能量消耗，相当于75~100千卡/天，一年相当于减少了4~4.7千克脂肪！

我们按照人体从外到内的顺序来说说脂肪组织的储存。

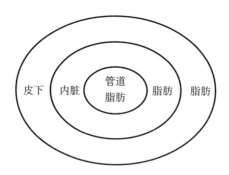

首先是皮下脂肪，人体的脂肪大约有三分之二都储存在皮下组织，塑造出我们胖乎乎外观的主要就是皮下脂肪。

皮下脂肪的第一个作用是绝热，因为人体缺少毛发，所以脂肪的保暖作用对早期人类来说很重要。第二个作用就是储存能量，在许多需要冬眠的哺乳动物当中，皮下脂肪几乎提供了其过冬所需的全部能量。另外，女性的皮下脂肪普遍多于男性，因为雌性荷尔蒙会促进皮下脂肪的发育，功能包括供能、促进发育，尤其是年轻女性，身体为了承受怀孕以及生产，皮下脂肪就更容易囤积。

大家都关注皮下脂肪，是因为它的堆积会造成肥胖，影响身材。

通过测量皮下脂肪厚度，可以判断一个人的胖瘦程度，而且还可以推测其全身的脂肪率。皮下脂肪厚度一般用皮脂卡尺去测，通常的测量部位有背部肩胛骨、胸部、手臂背面和肚脐旁边。

用拇指和食指把测量部位的皮肤和皮下脂肪轻轻捏起来，然后用卡尺去测这个厚度。当然，没有卡尺你也可以直接用尺子测量皮褶，作为大概了解。比如，腹部的皮褶厚度男性大于 2 厘米，女性大于 2.5 厘米就属于肥胖了。大家可以自行测试一下，其实按照这个标准，非常多的人都有腹部肥胖，哪怕是四肢纤细的人也是。

除了皮下组织，还有一部分脂肪会储存在内脏里，主要存在于腹腔，小部分集中在肝脏，这部分脂肪能够储存热量、保护内脏。如果一个人的内脏脂肪过少会危害身体健康，但内脏脂肪不是越多越好。普通人觉得肥胖指的是皮下脂肪过多，因为这种肥胖对外形影响大，远远一眼能看出来，但内脏脂肪囤积过多，危害其实要更大。

内脏脂肪率比较高的人，也就是内脏比较不健康的人，通常是肚子很大，尤其是男性。比如，生活中有脂肪肝的人你知道有多少吗？有体检数据表明，在 20~60 岁的公务员中，有脂肪肝的人占 72%，也就是说，平均 10 个人中 7 个人有脂肪肝，这是很可怕的。

我相信经常应酬的朋友对这样的场景恐怕不陌生，在酒桌上遇到人说，原来我只是轻度脂肪肝，现在都变成重度了。

根据国家体育总局公布的《国民体质监测公报》中的数据，中国男性从30岁开始，几乎每过5年平均腰围就增长1厘米，从30岁时的约85厘米，会一直增长到50~54岁年龄段的平均88.2厘米。以这些数据来看，中国男性随处可见的"啤酒肚"身材就见怪不怪了。

那么如何知道自己的内脏脂肪是否超标了呢？

最简单的一个大致判断方法就是自己直接用卷尺测量腰围，如果男性腰围大于90厘米，女性腰围大于85厘米都有很大可能是内脏脂肪型肥胖。

内脏肥胖会让很多心血管等疾病的风险剧增，例如肥胖男性的结肠癌发病率比普通人高50%，所以医学里有句谚语说"腰围长，寿命短"就是这个道理。

一般来说，男性会比女性更容易堆积内脏脂肪。大家肯定见过不少腿很细，但是肚子很大的男同胞，这样的身材也叫作苹果型身材。而女性脂肪主要堆积在臀腿，以梨型身材为主。有一种进化生物学的解释是这样的，男性以前承担更多狩猎的任务，脂肪分布接近人的重心，奔跑追杀猎物的时候效率更高；而女性要承担繁衍后代的任务，不能让脂肪集中堆积在内脏周围，否则可能无法给子宫内的胎儿留下足够的空间。

虽然男性的内脏脂肪容易堆积，但也比较容易消耗，只要做好饮食管理，制造热量缺口，内脏脂肪就会慢慢减掉，所以不用太担心。

那么内脏脂肪再往里还有脂肪吗？其实，血管、肠道和气管等这些管道里都有脂肪，叫作管道脂肪。一般来说，内脏脂肪过高的话，这些脂肪也更容易进入管道。管道脂肪就像你家里的自来水管，用的时间长了，管道的内壁就会结垢、生锈，逐渐导致管道受阻而无法供水。

那血液中的"水垢"主要是指胆固醇、甘油三酯以及脂肪等，它们在血管壁上积累，形成黄色斑块。久了呢，会使血管壁弹力下降，血液流动受阻，最终因供血不足而引起心、脑血管疾病，威胁生命！所以，肚子大是最要命的，脂肪越深，风险越高。

减肥路径：
脂肪主要是
呼出去的

我相信大家肯定都听过"汗水是脂肪的眼泪"，这句话激励过很多减肥的朋友，曾经我也以为运动后浑身湿透的衣服上就是货真价实的脂肪。

如果说出汗等于脂肪燃烧，那夏天不动也出汗，也相当于在燃烧脂肪啊，这样世界上还会有那么多人为减肥苦苦挣扎吗？

显然，容易出汗和容易瘦是没有那么直接的关系的。

事实上，身体哪里容易出汗，主要取决于这个部位的"汗腺发达程度"。你的鼻子出汗多，是因为鼻子上的汗腺发达；手心比手背更容易出汗，是因为手心的汗腺比手背上的发达。每个人出汗的程度和容易出汗的部位也不同，这是个体差异。

出汗更多是身体用来平衡体温的一种手段，而脂肪（甘油三酯）的供能通常是通过氧化代谢的方式进行的。

我们从脂肪的分解方程式可以了解到，脂肪会被氧化分解成为二氧化碳、水和能量ATP（简称腺苷三磷酸）。其中脂肪通过二氧化碳排出体外的比例高达84%，这部分气体通过肺部离开人体，也就是呼吸；剩余的16%变成了水，以尿液、排泄物、汗水、泪水或其他形式排出。

所以，如果有人告诉你通过排便、排尿、排汗的方式减脂肪，那其实是站不住脚的说法，因为这个部分对脂肪的消耗只占到16%左右。脂肪排出体外的主要路径是变成二氧化碳，通过呼吸排出。

因此，即使你在高温下大量出汗，对减肥也并没有什么帮助。有研究显示，在高温非运动状态下，比如蒸桑拿之类的，减少的体重和体脂的相关程度非常低。

那么大家可能想问，如果在高温、高湿的情况下运动能加速燃脂吗？

研究发现，在高温、高湿的情况下运动，不管强度如何，总体的能量消耗都与常温的情况下没有多大差别。比如，高温瑜伽是非常受欢迎的运动，有一项研究高温瑜伽的实验结果显示：高温瑜伽比起常温瑜伽，并没有提升心率与运动的消耗，只是让参与者主观上感觉更累一点而已。

虽然高温运动对减肥没有什么作用，不过由于温度高，体温提升更快，相对的热身时间会比较短，可以让人更快地进入运动状态，避免受伤，也算是一个优点。但这个也可以通过更好的热身运动解决。

那高温运动会不会存在什么隐患呢？

高温环境下的运动会导致皮质醇上升，而皮质醇会加速肌肉分解，可能让你的运动效果大打折扣。太热还会让你更容易出现脱水和电解质紊乱的情况，严重的甚至会出现肌肉痉挛和死亡。

所以说，运动中出汗多少，与减肥效果之间并没有什么必然联系，一味追求高温运动让自己多出汗来减肥是很不明智的。

这里要提醒一下很多喜欢打篮球的小伙伴，可能夏天打了 20 分钟出了很多汗，以为消耗了不少脂肪，其实只消耗了 200 千卡左右，换算成脂肪才 20 多克而已。因此，千万别以为自己打球或运动出一身汗消耗了很多就狂喝饮料。尤其天气热的时候，很多人打完球一口气喝两瓶汽水，再吃半个西瓜，能量摄入远超过消耗，反而适得其反，还不如不打球也不喝饮料。

顺便再说说很火爆的"减重服"。

"减重服"这个东西，材质一般是不透气的材料，人穿上后密不透风，所以运动过程中会大量出汗，然后你的体重就唰唰地掉。但前面说了，出汗减重的原理是"脱水"，完全没意义，之后水分补充了，体重就回来了。

穿减重服运动会强制增加身体排汗，如果补水不及时，会造成脱水，如果再加上高温天气，结果可能是致命的。所以啊，运动还是穿透气的衣服吧。

减重服的真正用途主要是给"竞技体育"运动员快速减重使用的。比如，举重运动员为了获得更好的名次，会在短时间内把体重迅速降低，从而可以参加更低体重级别的竞争。一般手段都是限制饮水量、穿减重服去运动以及蒸桑拿，尽可能最大限度减少身体水分，称重后又会大量进食和补充水分。

参考文献

1. 翟屹，赵文华，陈春明. 中国中老年人群和高个成年人中心型肥胖的腰围界值点验证［J］. 中华流行病学杂志，2010,31(6)：621-625.

2. 屈金涛，曾凡星，封文平，李苟. 高温高湿环境与常温环境运动中能量消耗的差异［J］. 中国运动医学杂志,2015,02：68-73.

3. Williams, Melvin, H. ,Anderson,D.E., Rawson,E.S.，Nutrition for health,fitness & sport

［M］. McGraw-Hill, 2012.

4. Comana, F. , National academy of sports medicine. Nasm Org, 2009.

5. Owen, O. E. , Holup, J. L. , D'Alessio, D. A., Craig, E. S. , Polansky, M. , Smalley, K. J., et al. , A reappraisal of the caloric requirements of men ［J］. The American Journal of Clinical Nutrition, 1987,46(6): 875-885.

6. Wright, J. D. , Wang, C. Y. , Trends in intake of energy and macronutrients in adults from 1999-2000 through 2007-2008 ［J］. Nchs Data Brief, 2010,49(49): 1-8.

7. Nereng, A. N. , Heart rate and core temperature responses during basic yoga compared to hot yoga ［D］.La Crosse: University of Wisconsin-LA Crosse, 2013.

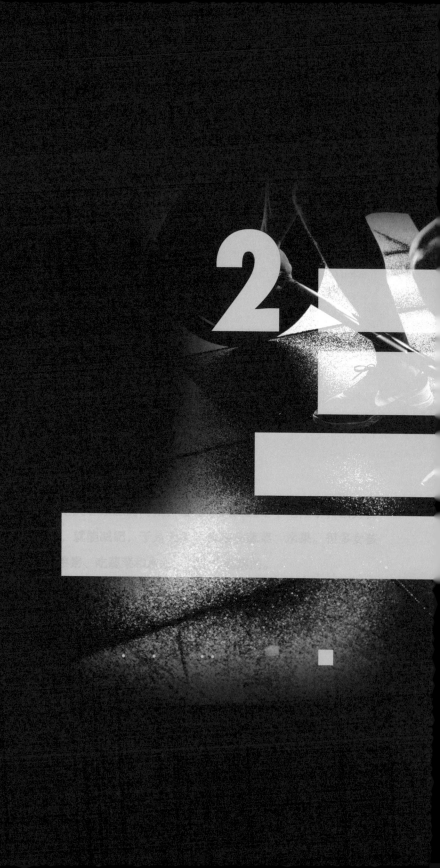

第二章

减肥的
认知误区

体重陷阱：
轻了不一定瘦了，瘦了不一定轻了

轻了不一定瘦了

减肥里最大的一个误区，就是认为体重减轻了就等于减肥。

先给大家说一个实验，为了测试成人一天内能减多少体重，国外有一位运动员做了一个测试。

他通过节食、服用利尿剂、蒸桑拿和穿排汗衣大量运动出汗脱水，在一天内把自己的体重从94.7公斤降到了83.4公斤，差不多减了12公斤，整个人缩了一大圈。实验结束后，他因为极度饥饿，开始大吃大喝，几天之内就把减掉的 12 公斤补了回来，脂肪几乎纹丝不动。

他想通过这个实验告诉大家，减肥跟减重不对等，体重的变化是很多因素综合影响的结果，像这种拼命快速减重的方法，到了后期反弹会更加厉害。

为什么减肥不等于减重呢？

首先，我们来看看体重由什么组成。构成人体的大部分都是水，占 60% 左右，蛋白质和脂肪分别占 20% 左右，还有少量无机盐、碳水化合物和维生素。所以，只占体重 20% 左右的脂肪并不是体重的主要组成，水分才是。只有把脂肪减去才能算是真减肥。因此，以后不要再傻乎乎以为体重轻了就是减肥，你减的大部分是身体里宝贵的水分，尤其是快速减肥的人，减去的几乎全部是水分。

你真的不知道脂肪有多顽固

我猜在减肥的过程中大家也都有类似经历，昨天还 101 斤，今天一称就 99 斤了，体重降到两位数了好开心啊。

在这个过程中，你确实减少了 2 斤的体重，但你真的减少了多少脂肪呢？

1 斤脂肪是 3 900 千卡能量，也就是说，你如果想减掉 2 斤脂肪就需要净消耗 7 800 千卡的能量！

如果要通过运动消耗掉 7 800 千卡能量是什么概念呢？简单演算一下，一个普通女生慢跑每小时消耗 300 千卡的能量，7 800 千卡相当于要跑 26 小时，180 千米，等于围绕 400 米一圈的操场跑 450 圈。

这么恐怖，那你肯定想说"我不吃了，我节食总行吧"，OK！节食，我也帮你算好了，这样的能量消耗，一个普通女生完完全全不吃东西得饿整整一周！

为啥脂肪这么难减？因为你身上的脂肪是长期吃的能量盈余堆积的。

但又感觉我们平时"饿瘦"2斤好像很快呀，这是为什么呢？

这是因为，减掉的基本不是脂肪，是水分。

你可能又想问，那我没怎么运动也没有出汗，怎么会掉这么多水分呢？

其实当你开始节食，尤其不吃主食的时候，身体里流失最快的是糖原，糖原离开的同时，会带走大量水分。身体每丢失 1 克糖原，会同时减少 3~4 克水分。

所以，大量运动和节食都会令糖原和水分减少，体重也就降低了。

瘦了也不一定轻了

首先，如果减肥过程中你进行了抗阻力运动，即便脂肪减少了，然而肌肉增加了一些，体重大致是不变的，甚至还可能增加一点。因为肌肉的密度大于脂肪，这时身体虽然会变得更加紧实，但短期内是挺难捕捉到这种变化的。

其次，按照每日产生 500 千卡能量缺口来算，脂肪每天最多也只会减少 50 多克，这 0.05 公斤的波动在体重秤上也是很难觉察的。

还有，体重秤这个东西本身也是有"欺骗性"的，不同时间称，体重秤上的数字都不一样，而且用不同的秤也会有误差。

那减肥到底要怎么观测呢？别着急，这个追踪减肥效果的方法我们在后面的章节会详细讲解。

总之，只看体重的最大危害在于，让很多执行了一段时间减肥计划却没看到体重变化的人误以为减肥方法没用，遂放弃了正确的方法而投靠市面上五花八门的极端方法，最终陷入了死循环，越减越胖。

记住，只有减去脂肪才是真减肥，而脂肪的能量密度是很大的，需要耐心，快速减肥方法掉的几乎是水分。

易胖体质：
喝水都胖的
体质存在吗？

　　我们身边总有一群人，似乎连喝水都会长胖，而有的人是刚好相反，感觉吃得一点不比别人少，但就是怎么吃都不胖。

　　那这到底是怎么回事呢？真的有易胖或者易瘦体质吗？

　　实际上，一个人的肥胖程度与先天遗传和后天的饮食、运动习惯都有很大的关系。

　　我们先来说说先天的遗传。有的人天生就是更容易胖的体质，有的人天生就是更偏瘦的体质，这确实和基因有关系。有研究显示，大约有40%~60%的成年人的肥胖跟基因有关。

　　那肥胖基因到底是怎么控制胖瘦的呢？

　　简单来说，肥胖基因编码的蛋白质是可以调节食欲和能量消耗的，可以间接或直接导致体内的脂肪增加。比如，科学家经过大量研究在老鼠身上找到了肥胖相关基因，它可以用来调节食欲，如果破坏了这些基因，老鼠就会变得肥大。

肥胖的遗传机制是很复杂的，往往是很多基因相互作用的结果。吃同样多的食物在不同人体内所产生的代谢效应不同，这关系到食物的消化、吸收和能量转换。同样的运动量，不同的人所消耗的能量也不同，不同的人利用食物的效率也可能不一样，这些都有一定的遗传性。

比如，有的肥胖基因会让人的食欲大增，增加摄入能量。FTO基因（FTO是Fat Mass and Obesity的缩写。FTO基因是指该基因所编码的蛋白质是一种食欲与能量平衡调节途径的组成部分，这种途径的失衡直接或间接导致脂肪的积累和体重的增加）变异的人可能更喜欢摄取高脂肪、油炸食品和甜食，他们每餐平均要多摄入100千卡的能量。研究还发现，有的人体内多巴胺受体基因偏少，也就是说，他们需要吃更多的食物，才能获得足够的愉悦感。

此外，基因是否表达，也取决于人体所处的环境，环境因素会改变基因的强弱。现在肥胖儿童人数越来越多，原因是垃圾食品变得廉价、唾手可得，诱惑着很多FTO基因变异者。过度的压力也会激活肥胖基因，让人食欲大增。当人面临压力，比如遇到资金问题、工作压力和考试压力的时候，会点燃人们对高糖、高脂食物的热情，吃这些食物的时候，人体的应激激素才会降低。

除了基因本身，父母的生活饮食习惯也会遗传给下一代。父母都不胖的人，饮食就会更加健康克制，小孩也会吃更少。父母都喜欢运动，孩子从小可能也会喜欢运动，体内肌肉含量就会更高，基础代谢率也更高，消耗能量就多。

除此之外，先天的肠胃消化能力也有不同。有的人吃再多也不会发胖，可能是胃肠系统较弱，消化吸收系统无法正常运作，吃进的食物还没消化就被排泄，自然就胖不起来。如果自己属于这种类型，其实不要暗自得意，这样的体质反而是比较弱的，免疫力较差，反而算是一种亚健康。

另外，肠道的长度和肠道中菌群的类别也会影响人对食物的吸收，导致体形变化。

上面说的这些都可以归于影响肥胖的先天因素。说到这里，有细心的小伙伴可能会问，之前不是说长胖的唯一条件是摄入能量大于消耗能量嘛，这和基因又怎么扯上关系呢？其实，这些并不矛盾。例如，有肥胖基因的人会更容易摄入高热量的食物，或者消耗能量更少，从而导致能量剩余，囤积成为脂肪。换句话说，有肥胖基因的人可能更难制造能量缺口减肥，需要比别人更努力。遗传体现了变胖的难易程度，但并不是说只要有肥胖基因的人就会无端变胖，胖瘦的本质是能量失衡这点是恒定不变的。

那么胖瘦体质的后天因素又是什么呢？

首先是饮食结构的不同。比如，有的人爱吃蔬菜、水果，由于这些食物能量密度较低，吃很多也不会摄入太多能量，一下子就吃饱了。而有的人看似吃得很少，可是你问他吃了什么，答案往往是比萨、蛋糕、薯条之类的，能量自然也低不了。吃的量少和热量低是两码事。

由于饮食结构不同，食物提供给身体的营养和能量就不同。举例来说，同样重量的薯条和黄瓜，能量的差别就是几十倍。另外，烹饪方法也影响减肥进程。同样重量的蔬菜，用水煮与用油炒相比就健康很多，用油炒之后，这盘菜的热量会提升十几倍。

其次是生活习惯的差异。当你躺着抱怨自己喝水都胖的时候，你的兄弟或许在挥汗如雨地运动；当你在海底捞吃着火锅的时候，也许你的闺密正在吃沙拉；当你在等电梯的时候，你的小伙伴可能在爬楼梯……

如果仔细观察身边身材苗条的朋友，你确定真的是看到他们每餐都吃很多吗？一定不是的，在你没和他们待在一起的时候，你并不知道他们是怎么吃的。举个例子，我自己在跟朋友吃饭或者聚餐的时候总是会吃很多，包括各种零食，他们就会以为我是天生身材好、不长胖。但其实我在吃零食或聚餐前后会刻意减少饮食摄入，再加上一些碎片时间可以做做运动，但这些是他们没有看到的部分。

现在上班族整天坐在电脑前，大家活动量都很少，所以尽可能利用碎片时间，让自己稍微动一动，积少成多还是可以额外消耗一些能量预防肥胖的，而且也可以提高精力，保持状态。以上这些先天和后天因素就是有的人觉得自己喝水都胖，有的人怎么吃也胖不起来的原因。这里还要提醒大家一下，随着年龄的增长，人体代谢会逐渐减慢，如果你经常吃高热量的食物，又不怎么锻炼，也许年轻时候的你不会太容易长胖，但不代表你年纪大了就不会胖。

总而言之，胖瘦体质与先天和后天因素都有很大关系。有的人确实是先天更容易长胖的，这和基因调控能量摄入和消耗有关，还受到消化吸收能力和肠道情况等影响。

无论是先天还是后天易胖体质，只要做好饮食管理和合理运动制造能量缺口，身材无论如何都会瘦下来的。所以，完全不用在意自己是不是易胖体质。

减肥速率：

那些减肥过猛的人，最后都反弹了

首先，我想问你一个问题，你觉得合理的减肥速率是每周多少斤呢？

10 斤以上？ 5~8 斤？ 3~5 斤？ 还是 2 斤呢？

我猜大多数人都看到过市面上的很多减肥广告，觉得一周怎么着也得瘦 5~8 斤吧，不然那能叫减肥吗？

实际上，正确合理的减肥速率应该是每周减重不超过总体重的 1%，比如一个 120 斤的人，每周减肥速率就是 1.2 斤比较合适。每周减重

0.5~2斤，就是大多数学者和权威机构建议的健康减肥速率。所以，每周2斤就是健康减肥的上限（当然，在减肥初期速率会高于这个值，因为有身体水分的丢失）。

如果大大超过了这个速率会怎么样呢？我可以很负责任地告诉你，凡是减肥速率过猛的人，最后几乎全都反弹了。

其实，想要快点瘦下来是人之常情，任何一个人在没有减肥知识的时候，要么就是用极端的饮食方法，比如不吃东西，或者节食，限制某种营养素的摄入，要么就是大量拼命地运动。

比方说节食，减体重是很快，但是这样的饮食方式，你又能坚持多久呢？恢复饮食之后，吃得多了，不就又胖回去了吗？

或者每天运动几小时，一段时间后瘦下来一些，但是透支了自己的体能和热情，运动量减少之后又胖回去了。

这些又有什么意义呢？

而且相信大家也有这样的经验，减肥速率越快，减肥后反弹得也越快。一开始体重虽然掉得快，但是后来，哪怕你已经吃得很少了，但是体重却几乎很难再降低了，反而是吃多了一点点，体重马上就会涨回来。

所以说，任何大量节食或者拼命运动的方法都属于临时减肥法，没办法长期持续。

我就特别讨厌"节食"这个词，尤其是它的英文"on a diet"。只要"on"，那么总有一天就会"off"，不会有人可以一辈子坚持节食的！所以，你自己也知道，早晚有一天饮食还是会恢复，体重也迟早会跟着回来的。

我有一个从小一起长大的哥儿们就一直在减肥，现在他说不想再减肥了。因为他发现，自己越减越容易长胖。他用过很多减肥方法，几乎每次都是短期内体重迅速降低，高兴了一下，放开点吃，体重又迅速反弹，而且比之前还要胖一点。

没减肥之前，他只是微胖，经历了几年各种减肥方法的折腾，现在整个人胖了好几圈，我回去见到他都差点认不出了。而且他说他之前不容易胖，现在是随便吃点啥就胖了。

那为什么快速减肥就容易反弹呢？

因为极端的减肥方法除了会让身体丢失大量水分和糖分，还会丢失大量瘦体重，而瘦体重的丢失会使基础代谢率降低，这会让每天的能量消耗变得越来越少，以致减肥越来越慢。

有研究显示，仅通过拼命节食，减肥过程减去的体重有31%来自瘦体重，如果减肥后体重反弹，就算能恢复一半瘦体重，那么也有15%在这次减肥中白白丢失掉，很难恢复了。肌肉不但能提高基础代谢率，而且肌肉多的人运动或活动的时候，消耗的能量也会更大。

也就是说，快速减肥，减掉的瘦体重多，但减肥后体重反弹的却主要是脂肪。这样下来，减掉的体重反弹了，但这并不只是回到了起始点，而是回到了比起始点更靠后的地方，不是白减肥，而是负减肥。

因为身体成分发生了改变，身体在这次减肥过后变得更加不利于减肥了，瘦体重减少，脂肪比例增加，这比单纯的体重反弹还要麻烦。

一般来说，每减少1斤肌肉，基础代谢一般会降低30千卡/天。如果丢失了5斤肌肉，那么每天从基础代谢上，人就要少消耗近150千卡的能量，这相当于一大碗米饭的能量。

所以，如果减肥的时候肌肉减少，那么你就要吃得更少，来弥补肌肉减少带来的能量消耗的减少。

另外，快速减肥减掉的瘦体重不仅仅是肌肉，还有人的内脏器官质量。比如肝脏，一般肝脏只有100克蛋白质可以用来在饮食摄入不足的时候被分解利用。而内脏的代谢率更是肌肉的几十倍。也就是说，内脏比肌肉平时消耗的能量还要多，所以，减肥如果还丢失了内脏质量，基础代谢率和健康状况都会大幅下降。

因此，健康减肥的目标是最大限度维持瘦体重的同时减少身体脂肪，否则，就等于负减肥。

那如何才能减少瘦体重的流失呢？

首先是控制减肥速率，每天设置的能量缺口最好不要超过 500 千卡；其次蛋白质的摄入应该提升到至少 1 克对应 1 公斤体重，比如说你 60 公斤，每天要保证摄入 60 克蛋白质；最后，减肥期一定要进行肌肉力量训练，尽可能让减去的体重更多来自脂肪。

局部瘦身：
只想瘦脸、
瘦腿、瘦肚子，
可能吗？

经常有学员问我："Burning，我想瘦脸做什么动作？我想瘦肚子做什么动作？我想瘦腿做什么动作？"

这些本质上是一类问题，就是能否通过锻炼局部瘦身。

直接说答案：在正常状态下，单纯锻炼某个部位是没有办法直接减少这个部位的脂肪的。

举几个非常简单的例子，很多人做了几十年的仰卧起坐，肚子上的肥肉厚度却一点没少。再比如我们通过一段时间的长跑瘦下来一些，可是腿恐怕并没有怎么瘦，更多时候反而是肚子瘦了一圈，但是肚子却没有直接运动吧？另外，很多人瘦下来脸也会变小，那脸就更加不可能主动运动了。

有研究对比了超重女大学生进行全身和局部锻炼的减肥效果，结果显示，两组在脂肪分布上并没有什么实质区别。

那为什么局部锻炼并不能实现局部减肥呢？

原因是在锻炼的时候，血液中的氧分浓度下降，血流速度会加快，全身的脂肪会被分解释放到血液中，运输到你正在大量消耗肌糖原的肌肉当中，所以，人体的脂肪是统一被调用的，所有的脂肪一起被消耗。虽然有的部位消耗得更多，有的部位消耗得更少，但这些与锻炼哪里哪里消耗就更多并无关系，正常状况下，运动消耗脂肪不存在什么就近原则，就好像你也不能单独把游泳池里某个角落的水给抽干一样。

事实上，只要你通过运动减肥，不管你做什么运动，一般开始的时候，腰腹部减的幅度都是最大的，然后才是四肢和臀部。我相信大家都有体会，总的来说，肚子瘦的幅度会明显大于其他部位。

虽然单纯通过运动没有办法局部减肥，但不代表局部减肥就完全不可行。有些方法是可以实现局部减肥的，下面简单介绍一下。

第一种是针灸。针灸减肥出于中医减肥，是经络减肥法的一种。它本身的机理，是调节人体的代谢功能和内分泌功能，通过治疗，抑制肠胃蠕动，减轻饥饿感和食欲，减少能量摄入。而在局部减肥方面使用针灸也有不错的效果。有研究者将 60 名肥胖者分为两组，分别采用了常规疗法和局部排针结合常规疗法，结果发现加入局部排针对局部减肥确实有更好的效果。

第二种是局部揉按（推拿）。有研究对受试者进行每天 1 小时的臀腿推拿配合中低强度有氧运动，对照组则进行同样时间的有氧运动，结果发现加入了推拿的一组对象臀围和腿围的下降要更为明显。研究指出这可能是由于长时间揉按局部，可以破坏脂肪组织，使血液中的脂肪酸含量增加，而有氧运动可以进一步提高揉按部位的脂肪动员速率，从而加速局部的脂肪调用率。

因此，对于需要减肥的人来说，无论是瘦腿还是瘦肚子，每天用局部推拿加上有氧运动，可能会有更好的效果。

第三种是禁食加局部运动。有研究指出，在禁食状态下，身体处于一种随时准备氧化分解脂肪的状态，锻炼部位的血流会更快，脂肪分解率提高。也就是说，在不吃东西的情况下锻炼，被锻炼部位周围的脂肪能得到额外消耗，这就在一定程度上做到了局部减脂。

例如，你在禁食一段时间后，隔天早晨空腹，如果想瘦肚子，那么可以做腹部训练去额外增加腹部脂肪的消耗。或者你想瘦"拜拜肉"，那可以做手臂伸展的动作，多减掉一点手臂背面的脂肪。虽然普通人这样做的效果并不会太明显。

第四种方法是增肌，从视觉上达到局部减肥的效果。这个很好理解，做力量训练增加局部的肌肉量，它就能让你在相同的体脂率下，从视觉上显得更瘦一点。原因就是，随着皮下肌肉体积不断增大，会将皮下脂肪往外挤压，使脂肪分散开，从而改变了这个部位的肌肉、脂肪比例，就会显得脂肪更薄了。

就好像包饺子一样，里面只包一点肉馅，你就会觉得皮很厚；如果里面塞满了肉馅，你就会觉得皮好薄。但本质上，皮的厚度并没有变化，只是皮占整体厚度的比例小了而已。但我猜女生肯定是不想用增肌这种方法的。

第五种是抽脂。虽然我非常不建议大家去做，但是这确实也是一种局部减肥的方法，这里我就不多说了。

怎么样，上面的内容是不是有点颠覆认知呢？原来局部减肥也并不是大家之前想的那么绝对可行或者不可行的。

燃脂心率：

运动时心率
必须达到某个
区间才消耗
脂肪？

我相信减肥时很多人都听过所谓的"燃脂心率"，就是说运动时一定要达到某个心率区间才能减去脂肪，不然就是白运动。这么说对吗？

首先，运动的时候确实心跳越快，强度越大，消耗的能量就越多。比如，同样是有氧运动 20 分钟，一个慢走，一个快走，一个快跑，很显然，快跑的运动强度更大、心率更高，消耗的能量也就更多。但是，跑得很快、心率很高的状态也很难维持较长时间，所以存在一个运动强度适中、心率也适中的区间，可以让脂肪消耗的比例最大，这个心率区间就被称为最佳燃脂心率。一般来说，最佳燃脂心率是储备心率的55%~80%，低于或高于这个心率的运动，脂肪利用率效果都会相对低一些。

每个人的最佳燃脂心率都是不同的，可以通过训练提升最佳燃脂心率。

那是不是只有达到最佳燃脂心率才能起到减脂的作用？

答案是否定的。

很多小白错误地理解了这种说法的意思。他们认为只有达到最佳燃脂心率才能起到减肥的作用，如果没有达到，那就是白运动。许多人因为这种错误的想法而放弃运动，觉得反正自己运动了也没达到这个心率，那还不如不运动了。

尤其是那种懒癌晚期的减肥人士，能不运动就不运动，这是为自己不运动又找了一个似乎很合理的借口。他们认为，运动如果不觉得疲惫，就没有消耗多少脂肪，觉得自己可能做了假运动，慢慢地就放弃了。

事实上，人在运动强度很低或者不运动的时候，哪怕我们只是躺着玩手机，或者是睡着了，也是在不停地消耗脂肪。而运动强度很高的时候，脂肪供能比例虽然降低了，但是依旧会参与供能，况且强度高的运动整体消耗高，消耗的脂肪绝对值也并不低，运动后的后燃效应也要计算在内。所以我之前说了，只要单位时间内消耗更多能量的运动，对减肥而言就会是性价比更高的方式。

同样类似的误区还有，运动不达到多少时长（比如20~30分钟）就不能消耗脂肪，很多人也是以这个借口不运动了。真正的情况：你的脂肪从运动第一秒开始就在消耗了，虽然消耗脂肪的比例有所差别，但是基本不大，脂肪消耗供能比例都在 40%~60% 之间。

因此，我们只要运动了就会消耗能量和脂肪，无论运动类型为何，无论强度高低，也无论时间长短。对于普通人，以后不用太理会最佳燃脂心率，只要通过饮食和任意运动产生了能量缺口，身体脂肪就会被分解的。

最后，处于减脂期的人要明白，运动的首要目的是提高身体机能和健康水平，不是为了减脂。如果纯粹为了减脂，管住嘴会来得更快、更有效。

减脂增肌：
先把体重减下去，再开始塑形增肌？

在减脂训练营经常有学员问我："Burning，我希望有好看的S体形，而不是只是瘦的体形，是不是先把体重减下来再开始增肌的训练呢？"

我先来说一下"减脂"和"增肌"这两个词的定义吧。减脂指的是在一段时间内，保证肌肉量的同时最大限度地减去身体脂肪。增肌通常指的是在一段时间内，刻意多吃、多做抗阻力训练，让肌肉得以快速增加。

由于这两者都是保持或者增加肌肉量，因此减脂和增肌在抗阻力训练的方法上其实可以完全相同（抗阻力训练就是锻炼肌肉），主要的区别点在于饮食的摄入。减脂期饮食摄入肯定要低于消耗，而增肌期饮食摄入最好是大于消耗，或者起码要等于消耗才能保证比较好的效果。

其实，关于先减脂还是先增肌，或者是两者同步进行的问题从健身初期就开始困扰我。对于这个先后顺序的问题，我现在的回答是：要看你的目的，视情况而定。

第一，如果你的目的只是想先快点瘦下来（可能你想赶紧体会瘦的感觉），看到体重数字能往下多跌一点，而没有那么在意身材是不是前凸后翘，那你从头到尾专心减脂就可以了。你只需要通过饮食管理和偏有氧类的运动制造出尽可能大而合理的能量缺口，体重和体脂就会如你所愿逐渐下降（当然肌肉也会丢失一点）。

这个时候你可以完全不用考虑增肌，因为如果加入了太多抗阻力训练，反而会由于肌肉含量维持或增加一点而让体重下降的速度没有那么快。经验告诉我，这在很多时候会影响学员的积极性。

比如，我之前有个朋友为了减肥去健身房跳了一个月的杠铃操，结果还重了1斤。虽然我说她体形确实更丰满，但她自己很受打击，觉得很郁闷，觉得自己太壮了。

事实上，很多女生的目的真的就只是想看到体重下降，想瘦，你跟她说别的也没用。这也很正常，跟审美有关系。

另外，如果是体重数特别大，超重很多的人，比如高1.7米、重200斤的人也可以先专心减脂，减到一定的体重建立了更好的信心和兴趣，再考虑增肌塑形。其实，很胖的人由于身体更重，肌肉需要去支撑更重的重量，所以胖子身体里的肌肉量也并不低，先减脂没有问题。

第二，如果你的体重并不是严重超标，并且目的是想打造出曲线身材，比如女生想练出维密模特那种身材，男生想拥有彭于晏那样的身材，这样的身材其实是在体脂率低的情况下还要有一定肌肉量，让线条比较明显。这种身材并不是靠单纯减脂就可以获得的，还需要加入抗阻力训练让局部增肌塑形。但事实上，也并没有像大家想的那么难获得，减脂和增肌塑形完全可以同时进行。

大部分普通上班族的身材情况估计是体重并没有超标，但体脂也不算低，四肢没有什么肌肉量，小腹微微隆起，没有明显腹肌，这样的人是完全可以同时进行减脂、增肌的。

具体的方法就是饮食摄入跟每日消耗持平（略低于或者高于消耗也完全没问题），或者再说白了就是你平时饮食吃什么、吃多少就还照常，只是少油、清淡一点，再加入系统的抗阻力训练就可以了。慢慢地，你会发现自己的手臂开始变得紧致，胸肌开始变大，体脂率变低了，腹肌也开始变明显。

原因是你平时正常的饮食已经在维持现有体形了，而现在你加上了额外的抗阻力训练，肌肉量增加一些，消耗和代谢也增加一些，体脂自然会下降，就会让身体线条更明显。

第三，长期很瘦，一直也长不起来肉，认为自己需要快速增加肌肉量的人应该先增肌。具体方法就是增肌的时候饮食摄入尽可能多地高于消耗，比如每日热量盈余 1 000 千卡，同时进行系统抗阻力训练。

虽然说很多新手在有热量缺口的状态下也能增加肌肉量，但是持续时间并不会太久，一般就是几个月，所以还是在热量富余的状态下增肌的效果更好。虽然热量过剩会有脂肪的堆积，但是这些脂肪在之后的减脂期可以在几乎不损失肌肉的情况下甩掉。

总之，我认为除了特别胖，或者只想迅速瘦下来的人可以先专注减脂之外，对大多数普通上班族来说，减脂和增肌就应该同时进行，毕竟没有几个人的目标是想成为专业的健美、健体选手吧。

参考文献：

1. 陶沙，艾炳蔚.基于人体成分分析观察电针对单纯性肥胖患者局部减肥效果的临床研究［J］.上海针灸杂志，2015,10:932-934.

2. 郭吟.运动—饮食干预与局部按揉对脂代谢和减肥效果的研究［D］.上海：上海体育学院，2014.

3. Adeyemo, A., Luke, A., Cooper, R., Wu, X., Ward, R., A genome-wide scan for body mass index among nigerian families［J］. Obesity Research, 2003, 11(2): 266-273.

4. Dina, C., Meyre, D., Gallina, S., Durand, E., Körner, A., Jacobson, P., et al.,Variation in FTO contributes to childhood obesity and severe adult obesity［J］. Nature Genetics, 2007,39(6): 724-726.

5. Stiegler, P., Cunliffe, A., The role of diet and exercise for the maintenance of fat-free mass and resting metabolic rate during weight loss［J］. Sports Medicine, 2006,36(3): 239-262.

6. Stallknecht, B., Dela, F., Jørn Wulff Helge，Are blood flow and lipolysis in subcutaneous adipose tissue influenced by contractions in adjacent muscles in humans?［J］. AJP endocrinology and metabolism, 2007,292(2): E394-399.

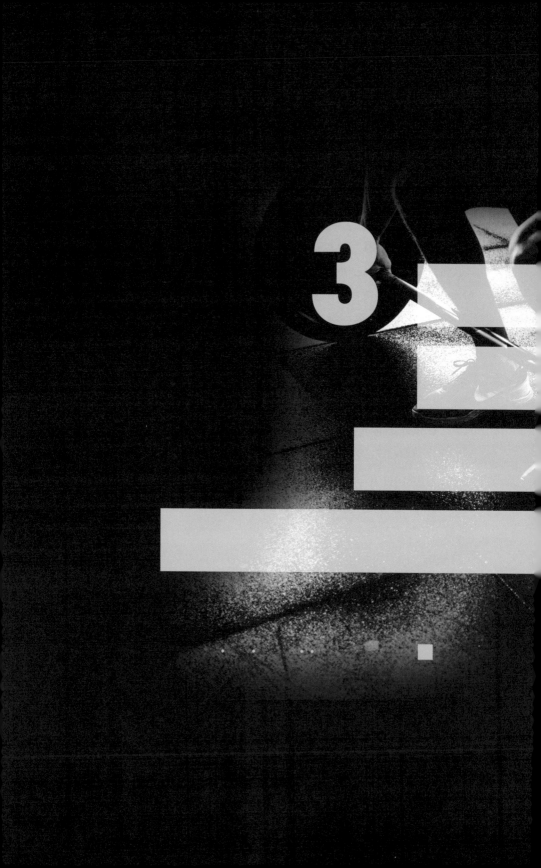

3

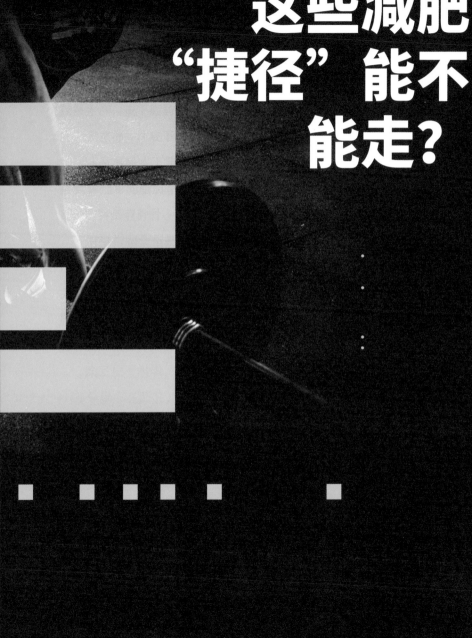

这些减肥
"捷径"能不
能走？

减肥药：
高风险能换来高收益吗？

参加减脂训练营的小伙伴有不少之前都用过减肥药，甚至我自己在大学时期，有一段时间觉得大腿太粗了，也有过想买减肥药的冲动。

那存在了这么久的减肥药到底有没有效果呢？

我直接回答大家，减肥药几乎全都"有效果"，因为想让人们看到体重数字的下降实在是太容易了！

比如，有的减肥药是吃了之后没食欲了，都不怎么吃东西了，体重当然会唰唰唰地掉；有的是刺激肠道，吃药后拉肚子，食物都没有消化吸收，再加上排出大量的水分当然也能迅速掉体重。

所以，使用减肥药基本都能让你的体重下降，但是还要看你愿不愿意承担风险和副作用了。

减肥药大致分为这几类：

一类是调节神经来抑制食欲的，一类是调节激素的，一类是减少身体能量吸收的。

咱们先来说一下第一类。这里面最出名的就是西布曲明了，它是通过抑制大脑中的5-羟色胺（血清素）和去甲肾上腺素来抑制人的食欲，让人觉得有饱腹感从而少吃达到减肥目的。

相信很多人还有印象，在本世纪初的时候国内流行一种减肥神药——"曲美"，电视上到处能看到广告，当时的代言人是巩俐和范冰冰等明星。我周围有不少人曾经用过，还有一个小伙伴的绰号就是"曲美"。

它的主要成分就是西布曲明，当时美国的食品药品监督管理局是批准上市的，而且它的减肥效果据说很明显，所以特别火爆。那时，作为只有凭医生处方才能获得的西布曲明减肥药，在药店可以随意买到，甚至有商家打出买一送一的促销折扣。

没过多久，服用曲美出现严重副作用的人越来越多，新闻就开始跟踪报道，后来证实西布曲明会对心脏和神经系统造成很大损伤，服用后可能导致口干、厌食、便秘、心率过快和失眠等症状，最严重的还可能导致心脏骤停。于是，太极集团就在全国将曲美下架了。

这样调节神经来抑制食欲的药品，从某种程度上是不是也很像毒品呢？

第二类是调节激素类，比如二甲双胍。很多人知道它，因为这其实是用来治疗2型糖尿病的药。它确实有降血糖同时减轻体重的效果，适用于单纯饮食控制或锻炼效果不好的糖尿病病人使用。但如果是好端端的普通人去吃，完全是得不偿失，常见的不良反应包括呕吐、腹泻、乏力和头晕等。

第三类是减少能量吸收的，这当中最出名的就是奥利司他了。它是目前全国唯一的OTC（非处方药）减肥药，很多人可能都听说过或者用过，它是一种胃肠道脂肪酶抑制剂，通过直接阻断人体对食物中脂肪的吸收，减少摄入能量，从而达到减重的目的。换句话说，就是服用奥利司他后再吃油腻的食物，食物当中的脂肪不会被吸收，而是被排出体外。

这种药相对来说会安全、温和一点，作为聚会应酬或者油腻大餐的补救手段可以偶尔使用。但是它的缺点非常明显，服用后会老想上厕所，而且上厕所会喷出大量油脂，非常恶心和难清理。此外，奥利司他的本质是抑制了身体对食物中脂肪的吸收，但根本不会直接消耗我们身体里的脂肪，所以更确切地说，它不是减肥药，而是预防发胖药。

其实我们前面讲了减肥的原理，大家现在应该都能明白，减肥药的本质无非就是通过排水让体重短暂下跌，造成减肥的错觉，或者让摄入能量低于消耗能量来制造能量缺口，所以，达到能量负平衡依旧是减肥本质。

从可持续的角度来说，我们不可能一直吃减肥药，对吧？而不能长期坚持使用的减肥方法，本身就是一种不合格的方法。

过度肥胖者确实可以在医生的监督下适量地使用减肥药。但那些本来就不算很胖，却偏要追求更瘦、更美的女性，我是不建议使用减肥药的，因为这是得不偿失的。大家也看到了，减肥药普遍存在风险，有些副作用可能短期就能看出来，有些则可能是慢性的。

况且，使用减肥药虽然能让你的体重降低，但是对身材的提升根本没有帮助，你的肉肉并不会变得更紧致，线条也不会更好看。

所以，如果不是万不得已要马上减重，还是不要轻易使用减肥药。

对于减肥药，反正我是无论如何都不会使用的，你呢？

酵素：
都说喝酵素
能减肥，
是真的吗？

相信很多人减肥的时候都用过酵素，我第一次接触酵素是在一个奶奶家做客，当时她给我喝了她自己做的水果酵素，就是那种几十升的大塑料桶装的。说实话我当时感觉挺可怕的，但是她跟我说这个东西很好、很神奇，非要我喝。后来我查资料才知道原来酵素一点都不神奇。

酵素实际上并不是一种减肥药，"酵素"这个词是日本的叫法，其实就是一种发酵制品，生产过程和自己在家腌酸菜有点类似。平时我们喝的啤酒、米酒、酸奶，吃的泡菜实际上都是发酵制品。

常见的酵素产品，实际上就是把一些水果、蔬菜或者粮食发酵制成混合物。当我们喝酵素的时候，摄入了这些食物中的一些营养物质，但是这些营养物质绝大多数是这种食物本身就已经具有的，跟发不发酵没有很大关系。

酵素里被认为对人体最有效的成分就是酶，常见的酵素里的酶主要分为两种——消化酶和代谢酶。蛋白酶、脂肪酶和淀粉酶就属于消化酶。很显然这些酶是用来消化蛋白质、脂肪和淀粉的。代谢酶包括氧化还原酶、脱氢酶等，它们可以参与人体的各种代谢活动。

所以酵素主要宣传的功能就是促进消化吸收和新陈代谢。

但是呢，酶是一种蛋白质，口服吃下去之后，胃酸和消化道里的蛋白酶，就会把蛋白质打回原形，拆解成氨基酸碎片，酶本身也就失去了活性，所以酵素的功效也没能很好发挥出来。最后，你仅仅是吸收了一点氨基酸，相当于只补充了少量的蛋白质。蛋白类药物如果要起作用就要保证它的完整性，所以是不能口服的，像胰岛素，目前只能皮下或静脉注射。

况且，对于消化功能正常的人来说，只要你不是一天三顿胡吃海喝，那么我们自己的消化器官分泌的消化酶就已经足够了。所以酵素里的酶对大部分人来说，也很多余。消化不好的人还不如买酶片，效果更好，因为它的多层包裹处理，能在消化道恰当的位置释放恰当的酶，不至于在胃里就被分解了，而且价格也比酵素便宜。

因此，无论从营养物质还是酶的角度来看，酵素都没有什么特别之处，好好吃饭、不挑食的人完全用不着酵素。

那么，喝酵素到底能不能减肥呢？

很多网上的文章说酵素的减肥原理是排毒，但排毒本身就是一个非常模糊的东西，现代医学也没有这个概念。大部分减肥产品所谓的排毒只是促进排便，让人们拉肚子排出水分和减少食物吸收。

还有某著名微商产品，让人们在一段时间内只喝酵素来减肥，其实这样瘦下来跟用不用酵素根本没关系。饮食能量摄入这么低，经常挨饿当然能瘦下来，就算把酵素换成啤酒也照样能妥妥地瘦。所以酵素减肥的本质也是回到了能量负平衡。

当然，酵素也有它的好处。酵素产品的出现，引起了大家对健康的重视，让人们意识到自己平时营养物质摄入的不足。而且酵素本身也含有挺多营养物质的，具体要取决于原材料。比如，有的人如果平时很忙，不喜欢或者没有时间吃蔬菜和水果，这时候通过酵素来摄取足量的果蔬和维生素，对身体自然是有好处的，尤其是很多女性办公族是非常喜欢用酵素产品的。但是，如果你平时饮食就做得非常好了，那用不用酵素其实差别根本不大。

所以，酵素有一定的营养价值，拿来做日常的饮料喝是没有问题的，但是说它对美容养颜、减肥瘦身有效果，那完全是一种夸张的修辞手法了。

代餐：
现在流行的代餐真的能瘦身吗？

　　我周围减过肥的女生基本上都用过代餐，现在市面上琳琅满目的代餐至少有上千个品牌，代餐的主要类型包括代餐棒、代餐饼干、代餐果冻、代餐粉和蛋白奶昔等等。

　　关于代餐，一般大家有两种观点：一种观点认为吃代餐就是减肥的捷径，只要吃代餐就一定能瘦下来；还有一种观点认为代餐也是骗人的把戏，许多人听到"代餐"两个字就嗤之以鼻，觉得万万不可取，连饭都不好好吃，营养不够怎么能行？这两种观点其实都有问题。

首先，我们要统一一个观念，代餐指的是取代部分或者全部的正餐（早、中、晚餐）的方便式低热量食品，所以只要你拿某种食物快速代替了三餐中的部分或者全部食物，并且热量低于你原本要吃的东西，那么这种食物都可以理解为代餐。

　　但是，对于正餐的饮食，不同地方、民族和习惯的差异是巨大的，食物结构也就会有非常大的差别。比如中西方饮食文化就有差异，欧美人的饮食结构以肉类蛋白质为主，他们可以完全不吃米饭，然后吃一块牛排、几根芦笋或西蓝花作为一顿。这样一来，与肉类同是蛋白质为主的蛋白奶昔对西方人而言就非常合适，因为这里的奶昔相当于"肉类"，只是可以快速喝下去而已。

　　所以，一杯蛋白奶昔对于欧美人就可以是一顿无异于他平时吃的牛排、鸡排，热量其实也差不多，只是口感和饱腹感有区别。因此，蛋白奶昔对于欧美人来说也可以算省时间的液体正餐。

　　而在中国，三餐基本要有米、面、馒头等，然后配上一些肉和菜。所以，如果在中国不吃中餐、晚餐而只喝蛋白奶昔，就相当于少吃了主食的部分，热量也低了不少，很多人就会觉得不习惯了，这种情况下蛋白奶昔就只是部分代餐。再如，很多人习惯早餐喝粥，这样代餐类的粥也应该算是更低热量的早餐，也是合适的代餐。

　　那代餐是如何帮助减肥的呢？

　　代餐的原理依旧是回归到了减肥的本质——能量负平衡。代餐普遍营养素都比较丰富，但能量是远低于正餐的。一般的代餐一顿只有150~300千卡，因此，如果三餐纯吃代餐、不吃别的东西就属于超低热量饮食法。

　　超低热量饮食法（Very Low Calorie Diet，简称VLCD）是肥胖病人在进行快速减重过程中所采用的方法，通常在医生的监护下进行。病人在一段时间内以蛋白奶昔或者能量棒等代替日常的食物，但其中维生素和矿物质的配比都要满足其日常需要，同时每天能量摄入大致在800千卡。

假设我们平时一天摄入约1 600千卡的热量维持体重，现在突然减少到800千卡，这样就产生了800千卡的能量缺口了，就能瘦。

再如你平时中午出去吃烧鸭饭，一份是800千卡，现在改成吃代餐只摄入了200千卡，那与往常相比午餐就能少摄入600千卡。当然，你可能会说我完全不吃或者我只吃一个苹果不是更少吗？

从能量差的角度来说是没错的，但是这么做营养素就会缺乏了，所以吃代餐肯定要优于啥也不吃或者乱吃。

但过于严格地限制热量摄入对健康有风险，这些风险包括：能量不足、没力气完成运动计划和钟摆式减重。

许多采用超低热量饮食法的减肥人士反映了一些副作用，如疲劳、便秘、恶心和头晕等。最普遍而严重的副作用是胆结石，尤其在女性快速减重过程中非常容易出现。因为我们日常吃的食物会刺激胆汁的分泌，使胆囊收缩，促进胆汁排出。而经常节食的人，胆囊的收缩能力逐渐减弱，排出的胆汁也慢慢减少，这样就容易引起胆汁浓稠，形成胆固醇结晶，久了就可能形成结石。

另外，代餐生产商很多，良莠不齐。市场上有些代餐的脂肪虽低但糖分很高，根本不适合做减肥代餐。因此，选用代餐也要特别小心，要认真阅读代餐后面的营养标签，分辨出代餐是否适合自己食用以及如何食用，以免被误导。

大部分代餐通常只强化多种维生素和矿物质，本身并无减脂效果，并未提供天然食物中的有益物质，比如抗氧化剂、植物营养素和膳食纤维。

那么如何正确利用代餐来辅助减肥呢？

1. 使用代餐减肥时一般一天取代一两餐就好，不要三餐纯代餐。当然，若偶尔因为特殊状况放纵吃太多，之后多用代餐代几顿正餐是没问题的，并且吃代餐的时候可以搭配一些蔬菜、水果和鸡蛋增加营养。

2. 尽量选择纯天然和无添加的代餐，并且尽量选择贴近自己饮食习惯的代餐。比如，你平时早餐喜欢豆浆、油条，那可以换成代餐棒加一杯牛奶；或者你晚上喜欢喝粥，就选择代餐粥；平时喜欢喝奶茶就可以换成蛋白奶昔。

3. 代餐对减重和体重保持确实有很好的效果。我自己其实也有长期食用代餐的习惯，因为这种方法比较简单省事，不用过脑思考。比如我早餐都是用谷物蛋白粉冲一杯牛奶，再加个鸡蛋，这绝对是营养素远高于豆浆、油条和米粉、面条之类的搭配。中餐正常想吃啥吃啥，晚餐有时候不吃米饭，吃营养粉再配一些绿色蔬菜和肉。这样，即使我没有计算热量，身材也能很好保持了。

断食：
风靡全球的
断食减肥法
安全可行吗？

这几年断食非常流行，大家对断食的概念多少有些了解，但是可能没有完全明白。"断食"从字面上理解就是一段时间内不吃东西，但其实并不是这么简单的。

断食可以分为两类，包括完全断食法，这种确实就是一段时期内彻底不吃东西；还有不完全断食法，就是吃的东西只维持人体最低的营养限度。

断食的另一些常见的称呼是斋戒、辟谷、轻断食和间歇性禁食。例如，很多人说自己辟谷一段时间瘦了很多，指的其实就是断食法，不吃东西或者吃得非常少肯定会瘦下来。

除了能快速让体重下降，科学断食确实有它的好处。

首先，断食可以改善生理反应带来的坏习惯。它可以改善平时肚子饿了就必须马上吃东西的习惯。肚子饿的感觉，其实是血糖值下降时需要升高血糖的信号，血糖一旦下降，人就会想要通过吃东西来补充血糖。如果这种情况不断重复，那么燃烧体内储存能量提高血糖的能力就会逐渐退化。

也就是说，我们身体本身是有调节血糖的能力的，如果平时饿了忍住不吃，那么身体是会调用更多脂肪去供能的。当我们习惯这种状态后，血糖就不那么容易下降了。这样一来，我们不太容易感到饥饿，可以防止吃太多。

其次，断食可以锻炼意志力。对于普通人，断食确实比较难坚持，但如果能够制订一个安全的计划并且执行完成，会带来精神上的成就感，可以更好地控制自己的食欲。

再者，有研究发现，隔天断食能促进白色脂肪棕色化，改善肠道菌群和解决肥胖等代谢问题。大家还记得第一章的时候说过白色脂肪和棕色脂肪吗？白色脂肪主要是储存能量，棕色脂肪主要是消耗能量，所以人体含有越多的棕色脂肪，身体消耗越高，对于保持身材也是更有利的。

最后，已经有不少科学研究表示，间歇性的断食在动物身上有延年益寿的效果。我曾经看过一个TED演讲，主题是《断食：唤醒体内返老还童的机制》，里面提到间接性断食与长寿的关联，断食对我们的健康有益，对癌症、心脑血管疾病、糖尿病都有明显的缓解。

因此，从保健的角度来说，合理而科学的断食很可能是有助于保持健康和延长寿命的。

很多明星也都在用断食法来迅速减肥和保持身材。其中比较火的就是 5：2 轻断食法则。这种方法虽然很出名，但是很多人执行的时候并不科学，不少人是前 5 天胡吃海喝，然后连续两天不吃任何东西。实际上，应该是一周的 5 天每天吃得和平时一样多，然后挑选两天每天只摄取 500 千卡或 600 千卡热量（有的人也会选择直接不吃任何东西）。不过这个减肥方法的本质还是能量负平衡，相当于这周比以往少摄入了差不多两天的食物能量，自然能瘦。要注意，推荐的轻断食的两天一般是分开的而不是连续的，并不是说周一到周五正常吃，周末两天都轻断食。连续低能量摄入会让人很难控制食欲，可能产生反效果。

那么断食对于咱们普通人到底安不安全，能不能执行呢？

首先，我个人并不是非常主张普通人在没有权威监督的情况下去尝试完全断食法的，因为太长时间不吃任何东西，对免疫功能，对大脑、心脏都会有不利影响，而且控制不好还会丢失肌肉和内脏质量。

不完全断食法如果不是持续得太久那是可以尝试的。事实上很多人已经在用了，像酸奶减肥法、苹果减肥法其实就属于不完全断食法，或者就是一种节食。不要太频繁也不要持续时间太长就行了。

我更愿意将断食法理解为减少不必要的能量摄入，也就是说摄入更有价值的营养素。一方面，一个人如果能从胡吃海喝转变为少吃精细米面糖、避免油炸零食甜品、避免加工饮料，那从长期来看这个人的身体状况和身材毫无疑问都会有质的飞跃。做到这几点的人，我相信压根儿也用不着刻意进行断食了。

而另一方面，如果一个人在断食之外的时间用汉堡、薯条、炸鸡和啤酒充饥，那么再进行断食带来的结果可能比之前还要更差。因此，不管是不是断食，食物的选择都是十分重要的。

我个人猜测如果实验研究把断食中的完全不吃东西改为吃健康的低热量营养餐，也会有类似改善健康和身材的效果，你觉得呢？

抽脂：
抽脂减肥
是否靠谱？
有副作用吗？

抽脂，也叫吸脂，是一种美容科技手术。之所以说它是手术，是因为要在皮肤表面切开一个几毫米的口子，利用特制的吸脂器材通过这个小口先击碎局部脂肪，然后将其吸出体外，达到局部减脂的效果。

打个比方，就好像用一个针管插入你的大腿一样，然后把大腿里多余的脂肪给吸出来。注意，我这是打比方，抽脂术是通过正规手术仪器操作的，绝不是一根大针管啊！

其实抽脂手术主要就是四种方式。我简单介绍一下：

第一种是负压吸脂。这是最基本的方式，其他的吸脂技术都是建立在这个基础上的。它的原理就是先注射肿胀液稀释脂肪，然后用负的压力将稀释之后的脂肪均匀地吸出来。

第二种是水动力吸脂。对吸脂部位进行注射肿胀液稀释脂肪的同时采取吸脂，这种方式比较节省时间，能减少医生消耗的体力，而且抽出的脂肪也比较完整，还可以再用来丰胸、丰臀。

第三种是超声波辅助吸脂。这也是建立在负压吸脂的基础上，利用超声波使脂肪乳化，最后吸出脂肪，再利用超声波的热效应让皮肤变紧致。

第四种是光纤溶脂。通过光纤作用于皮下的热传递方式导入激光能量，溶解皮下脂肪。这个听起来真的有点"高大上"啊。

虽然抽脂在美容整形行业里面非常普遍，技术也比较成熟，对于正规医院和有经验的医生来说就是小事一桩，但是有很多不正规美容院和工作室会美化抽脂，用来吸引客户消费，造成市场混乱。

前几年就有一张私人抽脂的现场照令人震惊，一位染着棕色头发、满手臂文身、脖子上挂着金链子的"社会哥"正蹲在宾馆的床上用一根很长的针管给一位女生进行大腿抽脂。

正是由于受到很多不正规工作室和美容院宣传的误导，不少人低估了抽脂的安全隐患，才成就了一大批拎个针管就能到处跑、赚快钱的无良"医生"。所以，就算要抽脂，也一定要去正规医院了解，千万别去什么宾馆、地下室进行。

那抽脂手术到底能减肥吗？

首先，抽脂手术确实可以在短时间内达到局部减脂的目的。但是，做完抽脂手术并不意味着你就减肥成功了。抽脂会让你的局部线条更好一些，但是体重并不会有什么大变化，因为脂肪本来就是体积大、重量轻。它就好像一堆棉花一样，看着虽然很大，但是你把它抱起来并不费劲。

一般抽脂能减掉个三四斤就不错了，所以对于很多想瘦20斤以上的人来说，通过抽脂的方法是根本不可能实现的。比如一个高1.6米、重130斤的妹子想瘦到110斤或者100斤，还是必须通过饮食和运动制造出能量缺口，先把体重减下来。如果减下来后还是觉得有一些部位非常不满意，想要雕刻，这个时候再去抽一点脂肪倒是可以考虑。但我个人觉得如果你真的能够减20斤以上的时候，身体的每个部位自然会瘦下来，那个时候你也根本不愿意去抽脂了。

其次，抽脂并不是永久有效的手术。术后如果不注意管理饮食，每天都是火锅、烧烤、麻辣烫的，随着脂肪堆积，用不了多久你抽脂的部位又会回到原来的样子了。

再说一下抽脂手术的几个明显缺点。

首先，抽脂毕竟是一台手术，手术都要去正规医院做的，所以价格肯定不低，一般便宜的也需要小几万元，去好一些的医院找好的医生价格就更高了。而且手术前后需要花费的时间、精力也比较多，这些都要考虑进去。

另外，抽脂手术只能抽掉我们的皮下脂肪，而抽掉这些脂肪也就仅仅让我们减轻那么一点点体重而已。有人就会问了，我身体里的脂肪少了，还不能让我变得更健康？

我们知道，影响健康的是内脏脂肪堆积，容易造成心血管疾病，但是抽脂却没有办法抽内脏脂肪。

其次，由于抽脂手术是采用高负压的方式，将皮下脂肪吸入脂肪管后，利用脂肪管前后抽动将脂肪刮下再抽出。这种方式是很容易破坏其他的皮下组织的，所以我们经常会见到术后有人身体有瘀青、出血这类状况。

最后，由于操作技术等因素，术后还会有皮肤凹凸不平的现象，因此还需要多次的重复治疗，这无疑又加剧了身体和金钱上的负担。

还有人做完抽脂手术后，有时候还会感受到皮肤麻木，这是因为进行抽脂手术的时候会对周围神经造成损伤，从而导致感觉迟钝，这个后遗症基本上只要做过抽脂手术多少都会有感受的。

由此可见，抽脂手术并不像我们想象中那么美好，它不仅不能让我们健康地瘦下来，而且还有这么多风险存在。

讲真的，以前我从来没有想过能有多少人会为了减肥去做抽脂手术，觉得这不可思议，后来我发现身边有很多学员和朋友都已经尝试过（还有很多人去抽脂你并不会知道），这才意识到抽脂离我们这么近了。也许没有胖过的人真的很难体会胖子想瘦下来的迫切心情吧。

你有胖到过想去抽脂的时候吗？

参考文献

1. 孙潇泱，成殷勤，李洪彬，夏明锋，常薪霞，卞华，等. 短期极低热量饮食干预对住院超重及肥胖患者的疗效及患者依从性［J］. 中国临床医学，2018，25(2)：217-220.

2. Li, G. , Xie, C. , Lu, S. , Nichols, R. G. , Tian, Y. , Li, L. , et al. , Intermittent fasting promotes white adipose browning and decreases obesity by shaping the gut microbiota［J］. Cell Metabolism, 2017,26（4）：672-685.

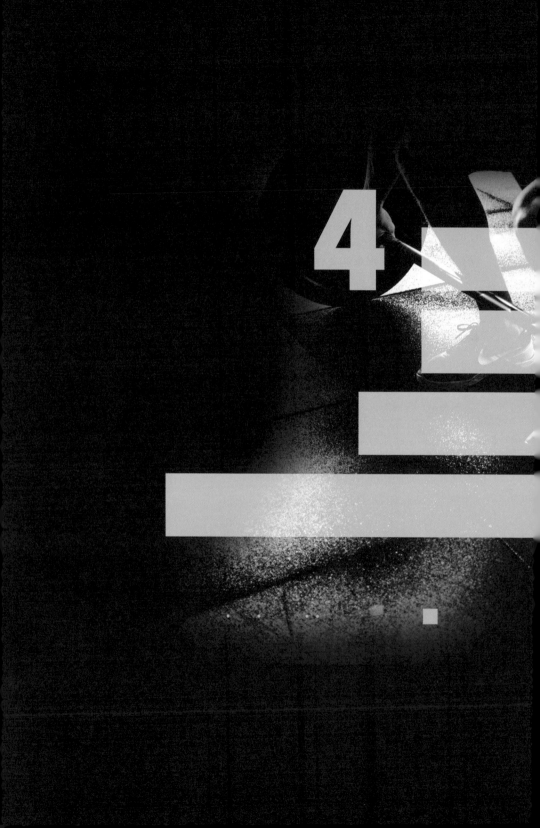

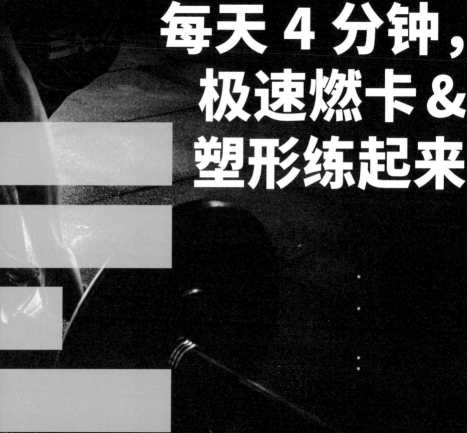

每天 4 分钟，
极速燃卡 &
塑形练起来

4分钟运动：
刻意高效才能
持续健身

在第一章我们就已经说过，对于减肥，管住嘴比迈开腿重要太多了。运动本身消耗的能量和饮食摄入的相比差太多，如果只是想单纯减肥，甚至可以不做任何运动。但是如果希望额外增加能量缺口，同时拥有更好看的体形，那在减肥期加入运动健身会更有帮助。

有研究表示，采用只减少饮食但不运动的减肥方式减掉的体重中有31%来自肌肉；如果减少饮食加上有氧运动，比如慢跑，减掉的体重有22%来自肌肉；如果减少饮食同时配合抗阻力训练，减掉的体重仅有3%来自肌肉。所以，合理的抗阻力训练在减肥过程中扮演着不可替代的角色。

而且运动本身的目的也不是减肥，而是为了让身体状态变得更好，人越健康也越利于减肥的持续性。更重要的是，运动，尤其是抗阻力运动（俗话说的举铁）对于减肥的意义在于维持肌肉量，保持高的人体代谢率，防止反弹。因此，我觉得运动对减肥来说是必需的，但没必要花太多时间、精力。

首先，人们并不一定非要每天运动和太久的运动时长。研究表明，如果一个人能够每周进行 5 次、每次 30 分钟的中等强度运动，对健康和体重管理来说都会有非常大的帮助。

虽然每周 5 次 30 分钟的运动量看似不多，但是放到整个人群中来看，能坚持每周做到的人绝对很少，大家可以想想自己或者身边的人就知道了。反正我作为一个健身达人，让我每次运动 30 分钟都是挺不乐意的，更别说普通上班族了。所以，提倡每周 5 次 30 分钟运动虽好，但对大多数人来说依旧难实现。

为什么这个要求不高，能做到的人却很少？

一部分原因是我们现代人的时间已经被各种事情弄得高度碎片化。工作和生活忙起来，真的很难抽出整块的时间锻炼或者跑健身房。

你肯定很熟悉这样的情景，你对自己说："好久没去健身房了，再不去年卡都要过期了，今天下班后还是去吧。"下班后你又想，"好累啊，这个点了去健身房路上要好久啊，而且健身房人肯定超多，哎，要不还是下次吧。"

其实，对大多数人来说，运动健身真的是一件不那么令人开心的任务。

我们每天要接受的任务已经非常多了，比如早上 9 点打卡上班，比如假装认真地听领导开会、完成上级布置的工作或作业、接送小孩上学等等。

这么多被迫的任务要完成，还要完成自己给自己布置的运动任务，对于很多普通人来说，想想就觉得很痛苦。

另一部分原因是很多任务对你来说是必选项，而健身，只是一个可选项。与健身这个可选项并列的，可能是和朋友打游戏，可能是吃烧烤，也可能就是单纯地想宅在家里吹空调、看电影。

这一系列选项比起去健身房运动，哪一样不会让你觉得更放松和开心呢？所以，你不得不动用了意志力去抵制它们，"逼"自己去做所谓正确的事情。

可是，人的意志力并不是无限的，它其实很稀缺。《意志力》一书的作者认为，意志力其实是一种类似肌肉的东西，你用一下就会消耗一部分，要想恢复就需要休息。如果你持续使用，它很快就会被消耗殆尽。

因此，要减少对意志力的依赖。怎么做呢？

我们可以慢慢地将运动变成习惯，习惯就会成自然，就几乎不怎么消耗意志力了。

比如，晚上回到家就算再晚，困得不行，你依旧会完成刷牙这件事吧？因为如果不刷牙你就会觉得嘴里不干净、不舒服，所以几乎不需要思考，也没有动用任何意志力。

运用到锻炼上也是类似的，只要把健身养成习惯，自然就能坚持得下了。比如我以前读书和工作期间，每天忙得根本没空儿也懒得锻炼，但当我养成健身习惯之后，如果一周不动个几次，自己都觉得浑身不舒服。

那么，如何才能把运动变成一种习惯呢？

首先，是一定要认可运动这件事对自己是有帮助的。你可以问问自己如果经常运动了，自己会有哪些方面的改善，想清楚这些问题会更有利于长期持续。

其次，也可以通过外界的助力先帮自己补充心理能量，让自己变得自律起来，比如可以找小伙伴一起结伴锻炼，如果找不到可以多看看自己特别喜欢的身材，榜样的力量是巨大的。

最重要的是，当心理能量积攒起来后，一定要想办法把每次健身消耗的意志力降低。很多人一开始健身的时候热情很足，但每次练很久就会逐渐消磨掉意志力。这点我体会很深，我周围太多人都是一上来天天去健身房，每次 1 小时，然后变成一个月去几次，再变成几个月去一次，最后就再也不去了。

如果在健身这件事上投入了太多时间，对于上班族来说必定是无法长期持续的。所以，从一开始就要刻意缩短健身时长。这可以通过在家锻炼和提高每一次的锻炼效率来缩短健身总时长。

比如，我自己没时间或者懒得去健身房的时候就直接在家里跟着视频练，这样能省下大量通勤时间，而且由于安排紧凑，我自己每次的训练时间都不会超过 30 分钟，这样也不会让自己觉得每次想到健身就苦哈哈的。

大家可以尝试去摸索自己能接受的运动最低时间，比如本书中的 4 分钟训练就是非常好的开始，慢慢地也许你自己就会去提升时长。

玩游戏都是从简单的小怪开始打，然后到 BOSS，健身也要遵循这个规律，有的人一上来每次练 1~2 小时，往后就再也不敢健身了。

当你渐渐对健身产生了热情，就可以增加两组 4 分钟，把训练变成 8 分钟、12 分钟、16 分钟或者更久。

4 分钟训练的方法并不是说你只能练 4 分钟，而是一种锻炼的时间形式。当然，你可以每天只练 4 分钟，能长期坚持下来，你已经超过了很多人，而且你会看到明显的效果，包括身体状况的改善和身材的提升。

4 分钟训练时间虽短但绝不意味着偷懒。恰恰相反，这种方式的强度可以很大，对注意力的要求也更高。但是，我相信每次 4 分钟的 HIT 类运动就算困难，咬咬牙都是能坚持下来的，这就让普通人长期坚持运动的可能性大幅提升了。而且 HIT 类运动有间歇，虽然强度大，但时间一会就到了，中间可以休息，所以总体难度还较小。

已经有研究发现，HIT 类运动在运动的愉悦感、可接受性、耐受性方面都比持续性的低强度有氧运动好。主要是因为有氧运动太费时间、太枯燥，即便不累也很难坚持下来。

对于普通非健身行业的上班族来说，每个人都有很多自己的事情需要做，工作、学习、生活、娱乐和感情等，如果每天需要花费太多的时间在健身上，肯定也会影响到做其他事情的投入程度的。

时间很宝贵，如果可以花更少的锻炼时间达到同样的效果，那为什么要额外去花费时间呢？

因此，我觉得大家需要学会利用少量健身时间获得好效果的方法，其他时间就可以腾出来去做自己更想做的事了。这样健身运动也能够融入生活中，形成良性循环。

总之，运动和健身对于瘦不是必需的，但对于好身体和好身材是必需的。我认为，对于大多数人来说，刻意缩短运动时间、提高效率是更少消耗意志力的方式，更有利于长期持续，这是一种形成长期主义的健身方式。从4分钟训练开始，慢慢养成习惯，之后有需求可以在4分钟训练的基础上叠加。

训练要素：
健身获得
理想效果的
四大要素

在正式开始 4 分钟训练之前，我想跟大家分享一下我总结出来的健身四大要素，做到这几点会大幅提升 4 分钟训练塑形的效果。

1.系统性

这是最重要的健身要素。许多人健身是漫无目的的，也不具备任何系统性和连贯性，都是想起来了才锻炼一下。

如果大家希望健身真的有效果，请不要做零散的训练。除非你是一个有经验的训练者，训练计划已经在脑海里，除此之外，凡是偶尔想到了才去练一下或者没有制订任何健身计划的训练都可以视为零散的训练。如果你只把健身当作锻炼一下，活动活动筋骨是没问题的，但是不要寄希望于通过这样随意的健身方式获得好的身材和体形。

2. 集中度

集中度指的是我们在做每个动作的时候，能否做到念动合一。什么意思呢？我看很多人做动作的时候，目标肌肉可能是松懈的，比如做俯卧撑的时候，他都没感受到胸肌的发力，或者可能都不知道这个动作练的是胸肌。再如肱二头肌弯举这个动作，很多人只是将哑铃从下移动到了上，中间过程并没有仔细体会，也没有刻意收缩肱二头肌。这样即便花了很多时间健身，效果依旧不明显。

因此，健身时你根本不需要很大的重量和强度，关键在于练习的时候能不能将自己的意识也集中在训练的那些肌肉上。当然这些是需要刻意花时间去掌握的，但随着训练的进行和自己刻意去感受，就会慢慢学习到。

所以，一开始健身的每一个动作，先把它做好、做标准，不要贪多。

3. 吃力程度

想有紧致的身形自然是需要吃一点苦的，不然走在路上你看到的所有人都是凹凸有致，那样反而你也觉得没意思了。

因此，健身的时候的每一组动作起码要有吃力的感觉。比如，做自重俯卧撑自己要做到尽可能力竭，就是做到快要做不起的程度，让目标肌肉有酸胀感。挺多人健身时就是一直持续着热身的强度，动作练了几下有点累就停了。

如果健身的时候很轻松，肌肉没有吃力的感觉，那肌肉也无法变得更紧致有形。

4. 持续度

想要健身获得理想效果，最重要的是将上面几个要素长期坚持下去。

有时间可以多练会，没时间就少练会，但一定不要彻底间断，也就是尽量做到短时高频。虽然每次训练后身体的改变不会太明显，但是从时间尺度上看，如果时间能快进的话，你绝对会看到变化！

许多人健身都是因为看不到变化而放弃，实际上只是因为变化太微小，觉察不到而已。比如我每周健身的时间很短，总共就 2 小时，但由于我持续的时间长，过去的 6 年都没有间断过，所以，我的身材就能持续进步并保持。

我有不少学员都在使用我的方法，随着时间的推移，身形都变得非常不错。我也见过一些一开始健身很猛、练得很好的人，后来停止健身之后身材又被打回原形，甚至变得更臃肿了。

所以，健身这件事真的要学会跟时间成为终身的朋友。

4 分钟训练介绍

本书接下来要展示的 4 分钟训练分为两类。

第一类是以 HIT 中的 4 分钟训练为原型的"4 分钟极速燃卡训练"。这类训练需要持续高强度运动 20 秒，然后休息 10 秒，重复做 8 组。所谓的高强度按理来说指的是在每个 20 秒内进行 170% 最大摄氧量强度的运动，不过这对普通人来说不好测定，所以用尽自己 80% 以上的体力去做就可以了。或者简单来说，高强度运动就是运动中自己是根本没法说话的状态，如果不吃力是达到很好效果的。

另外，在动作的选择上大家会注意到我给出的动作都非常简单，这是由于 4 分钟极速燃卡训练强度很大，动作速度会很快，所以不适合太复杂的动作。而且训练中运用到的都是下肢和躯干的大肌肉群，这样会提升能量的消耗以及最大摄氧量。

第二类是我自创的"4 分钟极速塑形训练"，这类训练属于抗阻力训练，目的是在减脂期增加一定肌肉量，维持高的代谢，同时让局部线条更美观。

每次选择两个部位的肌肉群进行锻炼，这两个部位尽量不冲突。也就是说一个部位运动时用的肌肉和另一个部位运动时用的肌肉不重叠，这样一来中间就不需要休息时间，能够更高效完成训练（也是健身中一些人会使用的超级组系统，针对相互拮抗的两个肌群连续完成两个动作，主动肌在工作时，拮抗肌在休息，反之亦然）。

每组动作30秒，中间不休息，然后直接做下一组动作，共8组，也是4分钟。这样一来相当于每个部位做了4组动作，这对于增加肌肉含量也是在比较合适的范围。注意，在训练的时候选择的阻力（负重）一定要让自己在30秒内感觉吃力才有好的效果。

我给出的训练建议是一周6次4分钟训练，4分钟极速燃卡训练和4分钟极速塑形训练各3次，这两种每天交替进行，多出来的一天可根据自身需求合理安排。

推荐的4分钟训练时间安排（示例）

周一： 4分钟极速燃卡训练1

周二： 4分钟极速塑形训练1——胸部＆肱二头肌

周三： 4分钟极速燃卡训练2

周四： 4分钟极速塑形训练2——臀腿部＆腹部

周五： 4分钟极速燃卡训练3

周六： 4分钟极速塑形训练3——背部＆肱三头肌

周日： 4分钟极速塑形训练4——肩部＆腹部

4 分钟训练需要的器材

弹力带或弹力绳，通过调整长度来调节阻力，可以自由选择带把手的或不带把手的。推荐女生先从 10 磅阻力的弹力带开始，男生使用 15 磅以上的。

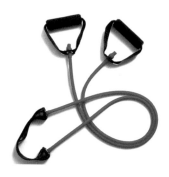

一副可调节哑铃，通过拆装哑铃片去调节阻力和重量，更适合男生使用，来刺激不同部位的肌肉。

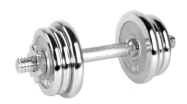

瑜伽垫，做一些垫上动作或撑地的动作时使用。

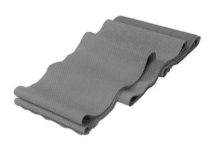

4 分钟训练前的热身

我们从小上体育课就知道，在做正式的运动前都要进行热身活动。热身的关键就在于"热"这个字，我们的肌肉和关节都十分怕冷，比较喜欢热，只要身体热起来，全身就都处于活跃的状态，更有利于后面的训练。

所以，热身的目的是提高身体温度，并且预先刺激目标肌肉收缩，通过降低肌肉和关节的粘连来提高运动中的表现。

简单来说，训练前的热身一般分为两种——有氧热身和无氧热身。

第一种是有氧热身，有氧热身的目的是加快全身的血液循环。

关于热身时间，一般控制在3~5分钟就可以了。如果你在健身房，可以选择有氧器械，比如跑步机、椭圆机、单车都可以；如果你在家里锻炼，可以直接选择开合跳或者原地小跑、跳绳去热身。

由于4分钟极速训练的强度偏大，所以在开始正式训练前要进行充分的有氧热身，让全身肌肉温度升高，这样可以使正式动作更到位，还能避免受伤。

第二种是无氧热身。如果你还进行系统的抗阻力训练，而不只是去跑跑步、打打球，那么有氧热身结束之后，你需要做的就是无氧热身，目的是激活目标肌肉。

我通常都是直接用轻重量来做正式训练的热身动作。比如当天的正式动作有哑铃卧推和哑铃弯举，那么我就选择轻的重量，用这两个动作分别做2~3组，并且持续增加一点阻力。例如，哑铃弯举一般可以用20公斤举10次，那热身的时候我用10公斤的重量举20次，做2~3组。

后面就可以开始循序渐进地增加负重，开始常规的锻炼了。

热身是我们运动或训练前的铺垫环节，所以要适度，不要做完所谓的热身就累得不行了。

热身的强度和时长也因人而异，和运动项目、环境温度也有关系。

专业运动员的热身时间要比普通运动爱好者的稍长一点，因为他们体温调节系统的反应效率比普通人高，所以热身时需要持续更长时间或更激烈，才能达到热身的效果。

长时间或长距离的运动项目，热身时间和强度要短一点，短时间或短距离的运动项目则相反。

冬天的热身时间要比夏天的长一点，因为冬天周围温度低，会阻碍肌肉升温；夏天时，肌肉温度很容易就会上升，所以热身时间不必像冬天那么久。

一般情况下身体轻微出汗就可以结束热身，开始正式地做运动了。

4 分钟训练后的整理运动

无论是有氧运动还是无氧运动，之后都要进行整理运动，主要就是拉伸。拉伸能够有效增加肌肉的收缩性和伸展性，促进肌肉运动，提升柔韧性。而且运动后拉伸更有利于肌肉恢复，提升塑形速度。运动强度越大，运动后越需要拉伸。

具体拉伸方法在下文详细演示。

燃卡训练：
全身性，高消耗——4分钟极速燃卡训练

接下来我会提供4套4分钟极速燃卡训练的动作，动作都是以全身多个肌群参与的运动为主，尤其是下肢和躯干的大肌群，这样能够最大程度提高身体耗能效率。

所有动作都是可以随时随地徒手完成的，而且我挑选的是尽可能简单易学、速率和强度都是可以根据自身情况调整的动作。也就是说，初学者可以做得轻缓一些，能力好的人则可以加大运动强度。

4 分钟极速燃卡训练 1

热身

原地小跑或跳绳 3~5 分钟。

正式训练

以下 4 组动作每组动作做 20 秒为一轮，做 2 轮，每组动作之间休息 10 秒，共计 4 分钟。

1. 波比跳（立卧撑跳）

站立再下蹲，腿快速伸直向后跳，快速收回腿，再迅速跳起。

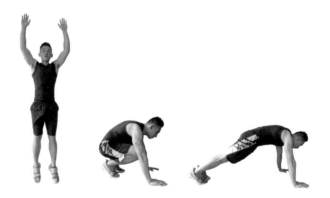

2. 开合跳

跳起时双手双脚同时打开再合上，轻盈着地。

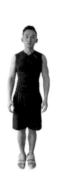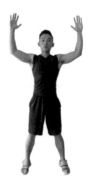

3. 登山者

双手双脚撑地，收腹交替快速踢腿。

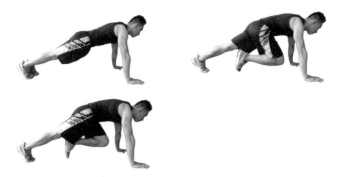

4. 俯撑开合跳

双手双脚撑地，快速打开腿再快速合上。

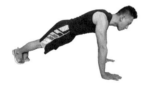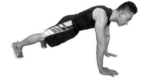

扫描二维码观看参考动作视频

整理运动

由于 4 分钟燃卡训练动作有臀腿大肌群参与，所以每次训练结束后一定要进行臀腿的拉伸放松。每次按照下面的拉伸方法来操作即可。

小腿后侧拉伸

一脚在前，一脚在后，分开站立。后脚跟着地并且后腿伸直，身体向前倾，感受后腿小腿后侧拉伸并保持 30 秒，然后换另一侧。

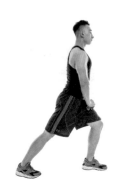

大腿前侧拉伸

站立，可扶物体保持身体平衡，两腿并拢，一手握住该侧脚踝，感受大腿前侧拉伸并保持 30 秒，然后换另一侧。

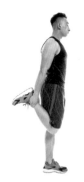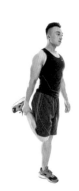

大腿后侧拉伸

躺平，腿微曲并抬起，脚尖放松，感受大腿后侧拉伸并保持 30 秒，然后换另一侧。

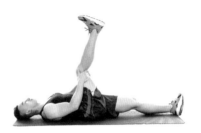

臀部拉伸

躺平，模拟跷二郎腿，可用手协助将双腿靠近身体，感受臀部的拉伸并保持 30 秒，然后换另一侧。

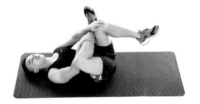

髋屈肌群拉伸

一脚在前，一脚在后，后腿跪在垫上，上身慢慢向下压，同时轻轻将骨盆向前顶，感受髋屈肌群拉伸。持续 30 秒，然后换另一侧。

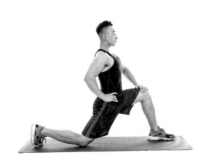

4 分钟极速燃卡训练 2

热身

原地小跑或跳绳 3~5 分钟。

正式训练

以下 4 组动作每组动作做 20 秒为一轮，做 2 轮，每组动作之间休息 10
秒，共计 4 分钟。

1. 原地快速抬腿

快速交替抬手抬腿，腿尽量抬高。

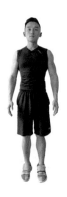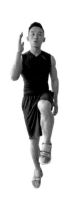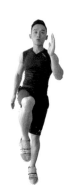

2. 箭步蹲跳

先做一个自重箭步蹲，然后跳起换另一侧做箭步蹲，再次起跳交换腿。

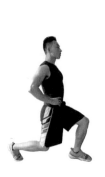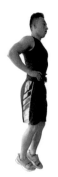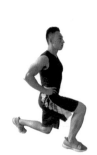

3. 蹲跳

在下蹲位置，快速打开腿再合上。

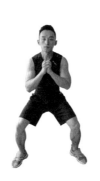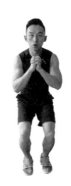

4. 转体蹲举跳

双手叉腰先做一个下蹲，然后跳起同时向左侧转体跳跃下蹲，最后跳转
到右侧下蹲。

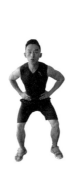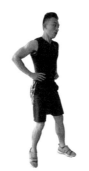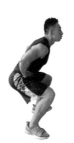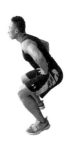

整理运动

与 4 分钟极速燃卡训练 1 相同。

扫描二维码观看参考动作视频

热身

原地小跑或跳绳 3~5 分钟。

正式训练

以下 4 组动作每组动作做 20 秒为一轮，做 2 轮，每组动作之间休息 10 秒，共计 4 分钟。

1. 抬手蹲跳

双手抬起，下蹲，然后起跳再下蹲。

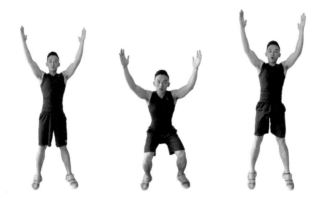

2. 交叉开合跳

双手双腿跳起向前交叉合上，然后返回原位再跳起向前交叉合上。

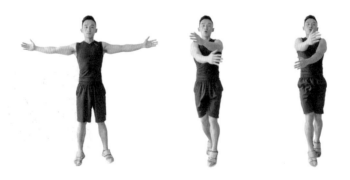

3. 转体跳

双手叉腰，跳跃转下体，然后跳转另一侧。

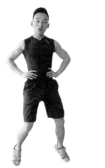
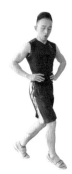

4. 箭步提腿跳

先做一个箭步蹲，然后迅速抬腿跳起，然后回到箭步蹲，再次跳起。完成一侧再换腿。

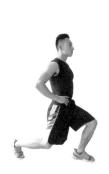
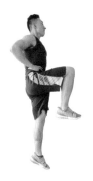

整理运动

与 4 分钟极速燃卡训练 1 相同。

扫描二维码观看参考动作视频

4 分钟极速燃卡训练 4

热身

原地小跑或跳绳 3~5 分钟。

正式训练

以下 4 组动作每组动作做 20 秒为一轮，做 2 轮，每组动作之间休息 10
秒，共计 4 分钟。

1. 宽窄深蹲跳

先做一个宽距下蹲，然后跳起双脚并拢下蹲，再跳起打开腿下蹲。

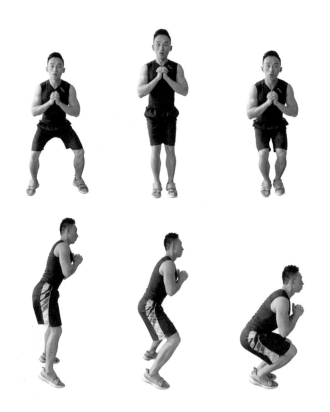

2. 跨步登山者

双手双脚撑地，一条腿跳起向前，膝盖尽量靠近手肘，然后换另一侧。

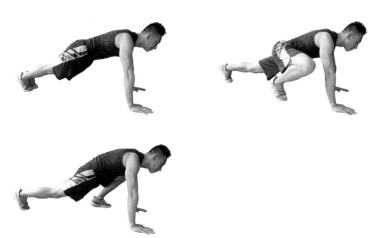

3. 侧向高抬腿

连续向外快速高抬腿。

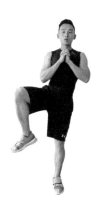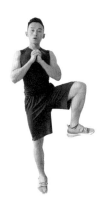

4.踢臀跳

双手叉腰，连续交替向后踢腿。

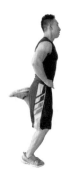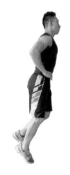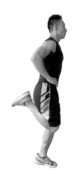

整理运动

与 4 分钟极速燃卡训练 1 相同。

扫描二维码观看参考动作视频

4 分钟极速燃卡训练 5

热身

原地小跑或跳绳 3~5 分钟。

正式训练

以下 4 组动作每组动作做 20 秒为一轮，做 2 轮，每组动作之间休息 10 秒，共计 4 分钟。

1. 单手波比跳

站立俯身单手撑地，向后迅速跳的同时伸直腿，然后收回腿站立。

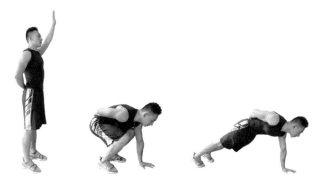

2. 俯撑后蹬转体

双手双脚撑地，一腿抬起向后蹬，收回再向身体另一方的前侧踢腿，再收回，然后换另一侧腿。

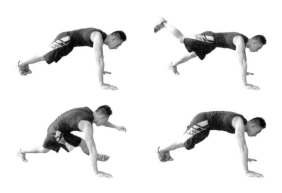

3. 交替跳出拳

双手握拳，双腿交替跳，连续出拳两次，再收腿跳另一侧，再连续出拳。

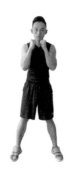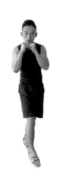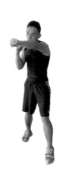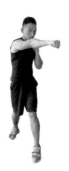

4. 起跳快速抬腿

下蹲跳起，落地后快速抬腿 4 次，然后再次跳起。

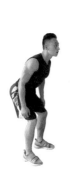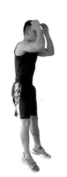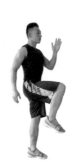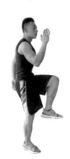

整理运动

与 4 分钟极速燃卡训练 1 相同。

扫描二维码观看参考动作视频

4 分钟极速燃卡训练 6

　　这套训练是专门针对体重基数大和膝盖有伤病的小伙伴设计的，没有跳跃的动作，对膝关节冲击力很小。由于动作难度不大，可以不热身直接练。

正式训练

以下 4 组动作每组动作做 20 秒为一轮，做 2 轮，每组动作之间休息 10 秒，共计 4 分钟。

1. 抬手胯下击掌

站立抬起腿，双手在一侧腿间击掌，然后换腿再次击掌。

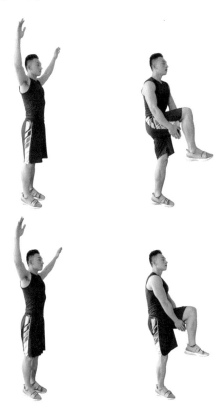

2. 简易波比

双手伸直站立，俯身撑地，交替向后伸直腿，然后交替收回腿再站起。

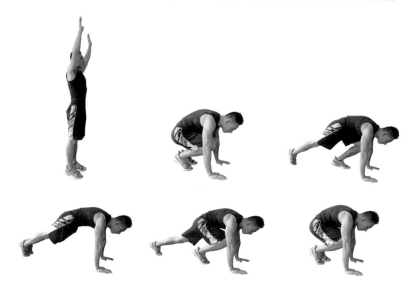

3. 左右冲拳

一脚在前一脚在后站立，保持身体稳定，双手连续快速交替出拳。

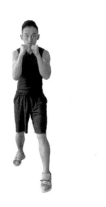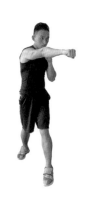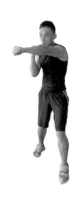

4. 提膝下压

站立，双手伸直抬起，向上抬腿的同时手下压触碰膝盖，然后换腿。

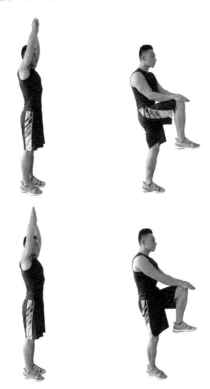

整理运动

与 4 分钟极速燃卡训练 1 相同。

扫描二维码观看参考动作视频

肌肉系统：
通俗讲解人体肌肉

　　为了更好地提升塑形锻炼效果，我认为普通人也有必要了解一些人体的肌肉系统。所以，接下来我用简单的语言给大家讲解一下人体肌肉系统。

　　肌肉最大的特点是可以收缩，肌肉可以产生热能，在休息状态可以消耗身体20%的能量，但是在运动的时候肌肉可以消耗身体90%的能量，所以肌肉越多的人运动消耗的能量也会越多。

　　肌肉大概占人体体重的40%~50%。一个成年人全身有600多块肌肉，占体重的40%~50%，也就是说，一个80公斤的男人身上有32~40公斤肌肉。

身体的肌肉有 3 种类型：

1. 心脏中的肌肉叫作心肌

2. 内脏和血管中的肌肉叫作平滑肌

3. 附着在骨骼上的肌肉叫作骨骼肌

心肌不能自主控制，比如我们不能控制心率，但是心率可以被外在的因素所影响，比如身体活动、心理状态和环境温度。

平滑肌也属于非自主控制肌肉，但是会受到激素的影响。

骨骼肌就是可以自主控制的肌肉了，抬手这些动作都属于控制骨骼肌。在少数情况下，骨骼肌可能会非自主收缩，比如肌肉痉挛或者眼皮跳动。

平时我们去举铁、健身，锻炼的主要就是骨骼肌。

骨骼肌是怎么进行活动的呢？

肌肉是梭子状的，收缩可以变短，然后肌肉又通过肌腱连接着骨头，连接到的骨头都可以通过收缩带动。

在此，我告诉大家一个非常实用的原则：想要知道哪块肌肉怎么练，你只需知道这块肌肉的肌纤维走向和连接的位置就可以了。我们先从手臂肌肉开始，介绍一下常见的肌肉，我认为普通人健身先了解下面这些肌肉就够用了。

手臂肌肉和肩部肌肉

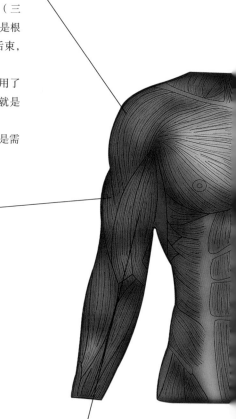

三角肌

肩部三角肌的名称来源于古希腊文字"delta（三角）"，是一个倒三角形。它其实是一整块肌肉，但是根据肌纤维走向可以分为三个部分：前束、中束和后束，连接了手臂和肩部。

因此，大家向前抬手，这个动作就是主要使用了三角肌前束，像侧面抬手就是中束，向后面抬手就是后束。

很多男生想让自己的肩看起来宽一点，其实就是需要加强三角肌中束的锻炼。

肱三头肌

肱三头肌位于手臂背面，它分为长头、外侧头和内侧头。它的肌纤维走向是纵向，连接的位置是小臂和肩部。它的收缩可以使小臂伸展和肩部向后抬起。所以，让手臂伸直的动作都是可以锻炼到肱三头肌的。

很多女生问怎么消除"拜拜肉"，由于女生缺乏手臂锻炼，所以手臂背面的肌肉和脂肪都是松垮的，练习肱三头肌可以紧致手臂，减少"拜拜肉"。

肱二头肌

这个应该是大家最熟悉的肌肉了，位于手臂正面，它其实有长头和短头，组合起来才叫二头肌。

它的肌纤维走向是纵向，连接的位置是小臂和肩部。所以，它收缩会产生小臂抬起和肩部向前抬起的动作。因此，换句话说，使小臂抬起的动作都是可以练到肱二头肌的，比如哑铃弯举、杠铃、绳索、弹力带等。

胸部肌肉和腹部肌肉

腹肌其实由三部分组成，分别是腹直肌、腹斜肌（腹内斜肌、腹外斜肌）和腹横肌。

胸大肌

胸部肌肉主要的就是胸大肌，这是胸部前面一块很大的扇形肌肉，它的肌纤维有几个走向，有斜向上的，有水平的，有斜向下的。胸大肌连接的位置是胸部和手臂，所以各个角度的推胸和夹胸运动都可以很好锻炼到胸大肌。

腹直肌

这就是大家平时说的 6 块腹肌、8 块腹肌。腹直肌覆盖整个腹部表面，它是长条扁平的肌肉，中间被交叉的腱划分成几部分。每个人的腹肌块数天生就是不同的。

我们都知道卷腹动作是训练腹直肌的，但更多的是腹直肌上部的练习。那怎么更好针对下腹的锻炼呢？下腹是连接到骨盆的，所以卷起骨盆的动作才能很好刺激到下腹。

腹斜肌

是在腹直肌旁边，肌纤维走向是倾斜的，它的收缩会产生躯干的旋转。

腹横肌

被认为是身体内部的腰带，它是腹肌最深的一层，肌纤维是水平走向的，因此它的收缩会把整个内脏器官向上、向里拉。腹横肌有力的人，腰部也会更紧致。

我们用力吸气以及做平板支撑就是锻炼腹横肌。

背部肌肉

斜方肌

斜方肌是一块覆盖在上背部和颈部的表层肌肉，形状有点像风筝，根据肌纤维走向可以分成上、中、下束，它连接了肩颈和后背。上斜方肌的肌纤维走向是斜上的，可以产生肩部上举的动作，所以大家耸肩的时候就可以锻炼上斜方肌。

中斜方肌的纤维走向是水平微微向下的，所以它收缩的时候就可以使肩部缩回和微微向下压。

下斜方肌的肌纤维是向下走的，收缩的时候可以实现肩部下压。

斜方肌的独特之处就是它可以让你看起来更加挺拔和精神。比如很多人有圆肩，就可以通过锻炼中、下斜方肌去改善。

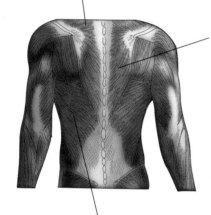

竖脊肌

它非常长，肌纤维是纵向的，从颈部连接到臀部。竖脊肌发达的人可以在脊柱两侧看到非常明显的隆起，它可以实现颈部、躯干和背部伸展的动作。伸懒腰的时候就是主要收缩了竖脊肌。

很多明星穿露背装时背部线条好看，也是因为竖脊肌比较有力，后背的那条缝就明显。

背阔肌

背阔肌是人体最大的一块肌肉，它是宽阔平坦的三角形肌肉，肌肉走向是倾斜的，连接了背部和手臂。因此，可以通过把手臂从上往下拉和从前往后拉进行锻炼。

男生如果想练出倒三角的身材，增加背阔肌的宽度就很重要。大家熟知的李小龙就是背阔肌十分发达。

臀腿部肌肉

臀部肌肉有臀大肌、臀中肌和臀小肌。

女生想练出翘臀就要进行臀大肌上部和臀中肌的训练，提升臀线。

股四头肌

这是大腿前侧的肌肉，分为四个部分，股直肌、股外侧肌、股内侧肌和股中间肌。这组肌肉的肌纤维是纵向，连接了骨盆和小腿，所以收缩会产生膝关节伸直和向前抬腿。

臀中肌

臀中肌的肌纤维是水平向下，所以它的收缩可以使髋关节伸展和外旋。

臀大肌

臀大肌是臀部肌肉中最大的，它的肌纤维是倾斜的，它的收缩可以伸展和外旋髋关节。

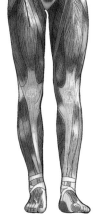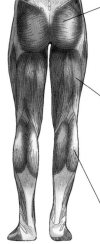

腘绳肌

腘绳肌是大腿后面一组肌肉的统称，它的肌纤维是纵向，从臀部连接到小腿，所以肌肉收缩可以产生向后抬腿和膝关节弯曲。

腓肠肌和比目鱼肌

小腿后侧有两大肌群，腓肠肌和比目鱼肌。肌纤维走向也是纵向，连接了大腿和脚，小腿肌肉的收缩可以使脚尖踮起。

好，肌肉的简单讲解就到这里了，相信大家对骨骼肌有一点基础认识了，下面进入 4 分钟塑形训练。

塑形训练：
好身材，练出
来——4分钟
极速塑形训练

塑形训练是肌肉的抗阻力训练，或者叫作力量训练，也就是平时大家说的"举铁"。因为决定身材好坏的因素除了不能胖，还要看肌肉的线条和形状，像跑步、游泳、打羽毛球或者是4分钟极速燃卡训练。这些实际上更多锻炼的是心肺功能，对于塑造凹凸有致的体形的帮助是比较有限的。

4分钟极速塑形训练安排得很紧凑，每一次训练安排不同的两个部位，当一个部位动作完成了立刻锻炼另一个部位，这样力竭的部位就得到了休息，能最大幅度提高效率。这种动作之间不休息的组合方式叫作超级组。

4 分钟极速塑形训练 1——胸部 & 肱二头肌

热身

抗阻力训练的热身组与正式训练动作相同，区别在于热身组选取的重量轻一些，重复的次数多一些，以及动作节奏慢一点。热身时胸部动作和肱二头肌动作各做 2 组，每组做 20 次。

正式训练

正式训练分为胸部和肱二头肌两个部位，每个部位选择一组动作。我会提供自重做法、弹力带做法和哑铃做法的动作示例。先做胸部动作（比如俯卧撑）30 秒，然后不休息直接做肱二头肌的动作（比如二头弯举）30 秒，再进行胸部动作 30 秒，以此类推，共 8 组，用时 4 分钟。

胸部训练动作

俯卧撑

双手打开 1.5~2 倍肩宽撑于地面，手放在胸部正下方，下颚微收，眼睛看向前方，吸气慢慢向下，到接近地面再呼气推起身体。

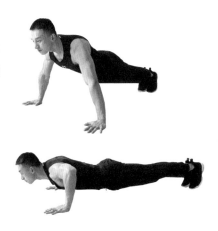

如果一开始觉得俯卧撑难度过大，无法标准完成 10 个，可以改成跪姿俯卧撑。用膝盖着地，其余动作要点同俯卧撑，这样做可以降低动作难度。

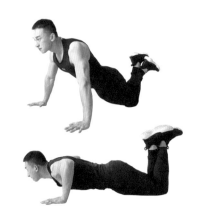

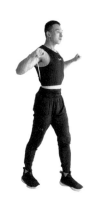
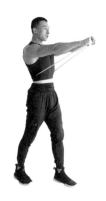

可替换动作 1

弹力带推胸

将弹力带系在腰部，双手握紧弹力带的两端，全程收腹，胸部挺出，呼气时双手向前推出，直到手臂接近伸直并且相互靠拢，感受胸肌收缩，然后吸气返回。

可替换动作 2

垫上哑铃卧推

平躺在瑜伽垫上，胸部挺起，哑铃置于胸前，吐气将哑铃向上推起，然后吸气慢慢放下哑铃，肘关节轻轻触碰地面再次推起。

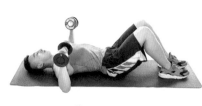
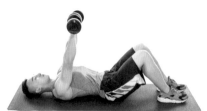

肱二头肌训练动作

弹力带二头弯举

双臂自然下垂，握住弹力带，脚踩
住弹力带中间，挺胸收腹站立，大
臂贴紧身体，呼气弯曲手臂到最上
端，然后吸气返回。

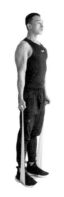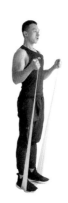

可替换动作

哑铃二头弯举

双手握住哑铃，掌心朝前，呼气弯曲手臂向上举哑铃到最上端，然后吸
气返回。

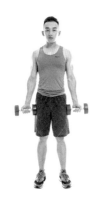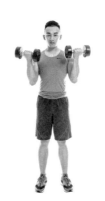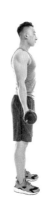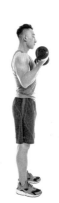

整理运动

胸部拉伸

一手臂曲肘扶门或墙，手臂略低于
肩部，胸部挺出，身体向对侧微微
偏转，感受胸肌拉伸并保持，每侧
各 30 秒。

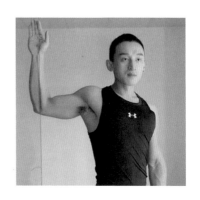

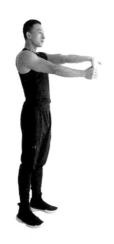

肱二头肌拉伸

挺胸收腹站立，左手臂向前伸直，掌心朝前，
手指朝下，右手臂伸直，向下轻轻压左手手指，
感受肱二头肌拉伸，保持 30 秒后换另一侧。

扫描二维码观看参考动作视频

4 分钟极速塑形训练 2——臀腿部 & 腹部

热身

臀腿和腹部动作各做 2 组，每组做 20 次。

正式训练

每个部位一组动作，先做臀腿动作 30 秒，然后不休息直接做腹部动作 30 秒，再进行臀腿动作 30 秒，以此类推，共 8 组，用时 4 分钟。

臀腿训练动作

自重蹲举

挺胸收腹站立，双腿打开 1.5 倍肩膀宽度，双手抱于胸前，大臂与身体垂直，吸气曲髋，臀部向后坐，蹲到大腿接近平行于地面再呼气起身。

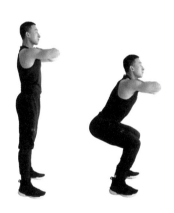

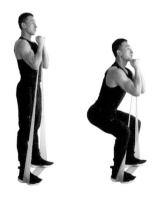

可替换动作 1

弹力带蹲举

双脚距离略宽于肩膀宽度，踩稳弹力带，手握住弹力带在身体前方，其余要点同自重蹲举。使用弹力带可以有效增加阻力和难度。

可替换动作 2

哑铃蹲举

双手握住哑铃放在胸前，其余要点同自重蹲举。

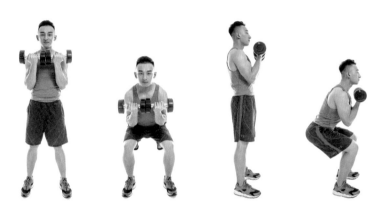

可替换动作 3

哑铃罗马尼亚分腿蹲

身体保持直立，一脚在前，一脚向后踩在座椅或者一个台阶上。下蹲时身体保持直上直下，膝盖朝向正前，与脚尖走向一致，下蹲时注意控制速度，可以通过自重或者手握哑铃调整动作难度。

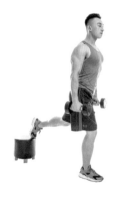
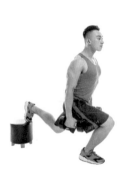

可替换动作 4

臀桥

平躺在瑜伽垫上，双手放在身体两
侧，双腿屈膝，呼气时臀部发力，
髋部向上顶到最高处，在动作顶端
努力去挤压臀部肌肉，夹紧臀部，
然后吸气返回。运动时尽量保证全
程脚后跟贴地。

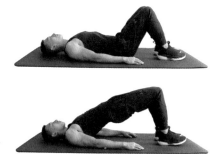

腹部训练动作

摸膝卷腹

平躺在瑜伽垫上，双手放在腿上，
呼气时腹直肌收缩卷起上身，到肩
胛骨离开地面，手慢慢向膝盖靠
近，下背部始终不离地，然后吸气
返回。运动时尽量保证全程脚后跟
贴地。

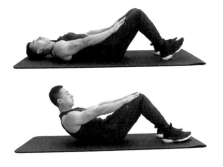

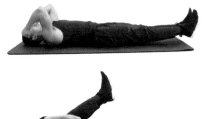

可替换动作 1

团身卷腹

身体平躺，呼气时上下腹同时卷腹，
整个身体向中间团起，下巴尽量靠
近膝盖，然后吸气返回。

可替换动作 2

单腿抬腿顶天

平躺在瑜伽垫上，一腿抬起到接近
90°，另一腿伸直，呼气下腹发力
将抬起的一腿顶向天空，然后慢慢
吸气返回。动作幅度不用很大，臀
部微微离开地面即可。

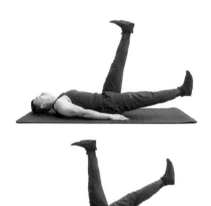

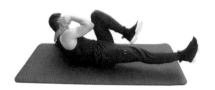

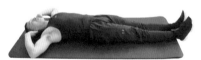

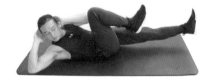

可替换动作 3

肘击膝

平躺在瑜伽垫上，双臂展开，双手
放在耳旁，双腿伸直离开地面，呼
气时一腿屈膝抬起同时卷腹向对侧
转体，让手肘尽量触碰到另一侧膝
盖，感受腹部的发力，然后换另
一侧。

可替换动作4

转体击地

双腿抬起坐在垫上，双手交叉握住，呼气转体向一侧击地，然后向另一侧快速击地。注意，转体时靠腹部发力，而非简单移动手臂。

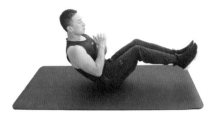

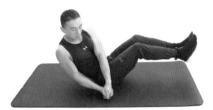

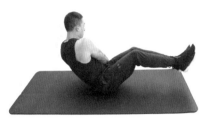

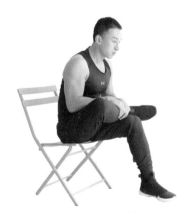

整理运动

臀部拉伸

坐在椅子上，跷二郎腿，用手扶住脚，身体慢慢向下压，尽量靠近腿部，感受臀部的拉伸并保持30秒，然后换另一侧。

腿部拉伸

大腿前侧拉伸

站立，一腿大跨步向前，双手扶住前腿膝盖保持稳定，身体慢慢向前向下压，到后腿膝关节接近地面，感受大腿拉伸并保持30秒，然后换另一侧。

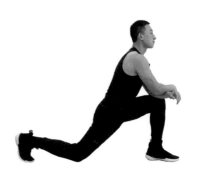

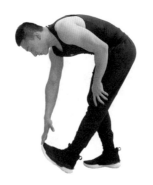

大腿后侧拉伸

站立，双腿并拢伸直，身体慢慢向下压，用手抓住脚踝，感受大腿后侧拉伸，保持30秒。每个人根据自己的情况找到拉伸幅度即可。

小腿拉伸

一脚在前一脚在后，前脚跟着地并且腿伸直，勾起脚尖，身体慢慢向前倾，可以用手摸脚尖，感受后腿小腿拉伸并保持30秒，然后重复另一侧。

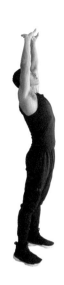

腹部拉伸

站立，双手交叉伸直抬起，身体慢慢向后弯，
感受腹肌拉伸并保持 30 秒。

扫描二维码观看参考动作视频

热身

背部和肱三头肌动作各做 2 组，每组做 20 次。

正式训练

每个部位一组动作，先做背部动作 30 秒，然后不休息直接做肱三头肌动作 30 秒，再进行背部动作 30 秒，以此类推，共 8 组，用时 4 分钟。

背部训练动作

弹力带颈后高位下拉

双手握住弹力带伸直举高，呼气从颈后向下拉，肩胛骨夹紧，然后吸气返回。

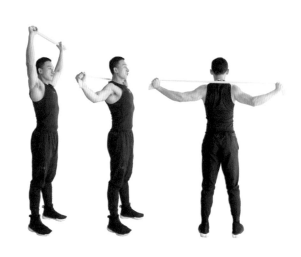

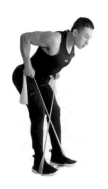

可替换动作 1

弹力带俯身划船

双脚分开踩住弹力带，双手交叉握住弹力带，俯身 45°，腰背挺直。手臂自然下垂，呼气将弹力带从膝盖拉到腹部，后背努力夹紧肩胛骨，再吸气慢慢返回。

可替换动作 2

反手哑铃俯身划船

双手掌心朝前握住哑铃，双臂自然下垂，俯身 45°，腰背挺直。呼气将哑铃从膝盖拉到腹部，背部顶端夹紧并收缩肩胛骨，再吸气返回。

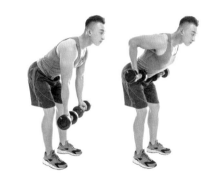

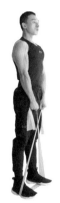
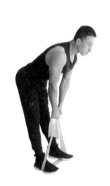

可替换动作 3

弹力带直腿硬拉

挺胸收腹站立，双脚打开与肩同宽，双手交叉握住弹力带，吸气俯身至45°，然后呼气挺直身体。全程保持腰背挺直和弹力带的张力。

可替换动作 4

哑铃硬拉

双手掌心朝后握住哑铃，双臂自然下垂，吸气曲髋俯身将哑铃滑到膝部，俯身时臀部向后坐，膝盖微微弯曲，再呼气抬起身体返回。

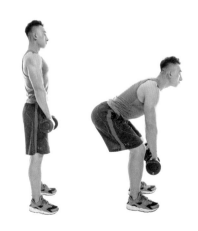

肱三头肌训练动作

哑铃俯身臂屈伸

双手掌心相对握住哑铃，夹紧大臂靠近身体，俯身45°。大臂尽量抬高保持不动，肘部呈90°，呼气向后抬起哑铃到手臂接近伸直，再吸气返回。

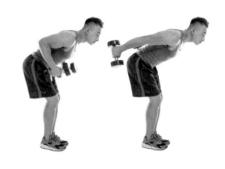

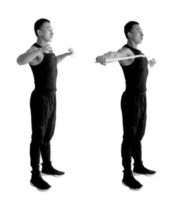

可替换动作 1

弹力带臂屈伸

挺胸收腹站立，双手握住弹力带抬起到胸口高度，呼气拉开弹力带至手臂伸直，然后吸气返回。

可替换动作 2

弹力带站姿臂屈伸

双脚踩稳弹力带，身体微微向前，大臂贴紧耳朵，呼气向上抬手臂，到肘部接近伸直，然后吸气返回。

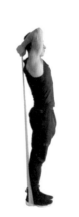
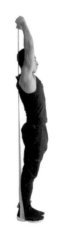

可替换动作 3

座椅臂屈伸

双手向后撑于椅子上，挺胸收腹。吸气弯曲手肘向下，再呼气推起身体，可通过调整脚的位置调整难度。脚靠近身体难度减小，远离身体难度增加。

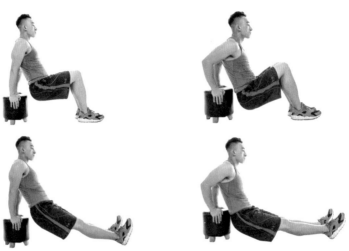

可替换动作 4

哑铃站姿臂屈伸

双手握住哑铃举过头顶，大臂靠近耳朵，一脚在前一脚在后保持稳定。全程肘部不要摆动，肩部放松，不要耸肩，呼气向上举，到肘部接近伸直，吸气慢慢返回放下，注意降低哑铃重量以免伤到头部。

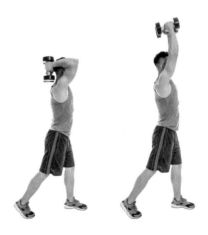

整理运动

背部、肱三头肌同时拉伸

一手臂向斜上方抬起，另一手臂抱住对
侧手肘部向后拉，感受背部和肱三头肌
的拉伸并保持 30 秒。

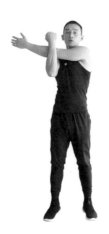

扫描二维码观看参考动作视频

4 分钟极速塑形训练 4——肩部&腹部

热身

肩部和腹部动作各做 2 组，每组做 20 次。

正式训练

每个部位一组动作，先做肩部动作 30 秒，然后不休息直接做腹部动作 30 秒，再进行肩部动作 30 秒，以此类推，共 8 组，用时 4 分钟。

肩部训练动作

弹力带肩上推举

后脚踩住弹力带中间，双手握住弹力带两端置于两耳旁，肘部呈 90°，呼气向上伸直手臂，然后吸气放下。

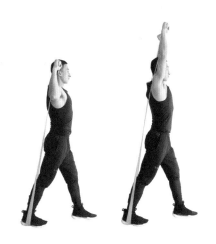

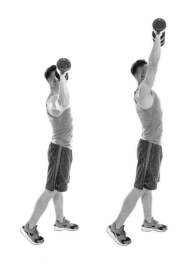

可替换动作 1

哑铃肩上推举

双手握住哑铃置于两耳旁，大臂与小臂呈 90°，不要耸肩，呼气举起哑铃呈弧形向上，再吸气放下，也可使用坐姿。

可替换动作 2

弹力带俯身飞鸟

双脚打开与肩同宽，踩住弹力带，俯身，双手交叉握住弹力带，呼气向上抬起手臂到接近平行地面，夹紧肩胛骨，然后吸气返回。

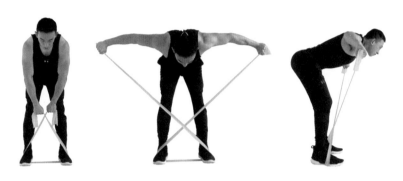

可替换动作 3

哑铃俯身飞鸟

俯身，掌心向后，双臂握住哑铃自然下垂，呼气抬起哑铃到手臂平行于地面，肩胛骨夹紧，再吸气放下，身体不要晃动，肘部始终保持接近伸直。

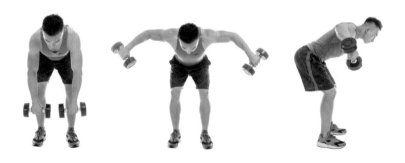

可替换动作 4

弹力带前平举

双脚打开与肩同宽，踩住弹力带，双手交叉握住弹力带，呼气向前抬起手臂到接近平行于地面，然后吸气放下。

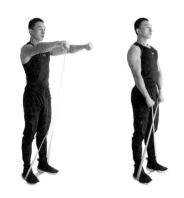

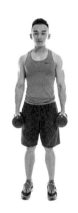 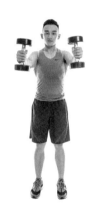

可替换动作 5

哑铃前平举

手握住哑铃在身体两侧，呼气同时向上举起哑铃，到手臂略低于肩，然后吸气放下。注意，身体不要晃动，也可以尝试单侧交替举。

可替换动作 6

弹力带侧平举

双脚打开与肩同宽，踩住弹力带，双手交叉握住弹力带，呼气向两侧抬起手臂到接近平行于地面，然后吸气放下。

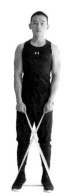 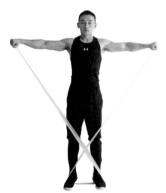

哑铃侧平举

手持哑铃在身体两侧，呼气从
侧面向上举哑铃，到手臂略低
于肩，然后吸气放下。

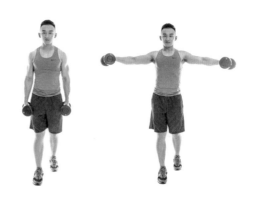

自重肩推

双手打开 1.5 倍肩宽，手臂伸直撑地，双脚并拢伸直靠近身体呈 V 字形，
踮起脚尖，下颚收紧，吸气曲肘向下到头接近地面，然后呼气推起身体。
这个动作难度稍大，但对于肩部整体的塑形效果很好。

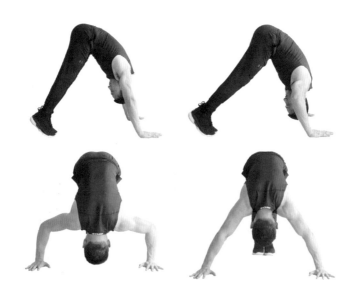

腹部动作从之前列举的腹部动作中选取即可。

整理运动

肩部前束拉伸

挺胸收腹站立，向后伸直手臂，双手十指交叉，胸部挺出，感受三角肌前束的拉伸并保持 30 秒。

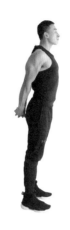

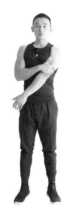

肩部中后束拉伸

一手臂伸直在身体前方，另一手从上侧抱住大臂，向下、向身体方向拉动，上身保持挺直，感受三角肌中后束拉伸并保持 30 秒。

腹部拉伸

站立，双手伸直举过头顶，轻轻将腹部顶出，幅度不要过大，感受腹部拉伸并保持 30 秒。

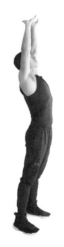

扫描二维码观看参考动作视频

腹肌马甲线：
拼命练，就能练出腹肌马甲线？

一个人全身最性感的肌肉是哪里呢？

我问过很多人，腹肌是大部分人认为最性感的肌肉，大家都很向往。但拥有清晰腹肌马甲线的人极少（即使是健身人群），更不用说长期保持了。

既然这么多人都觉得好看、想要，但是为什么又很少有人有呢？这主要是由错误认知和锻炼方式造成的。

我们前面介绍了腹肌的基本结构，它其实由4块肌肉组成，分别是腹直肌、腹内斜肌、腹外斜肌和腹横肌。

每个人的腹肌结构天生就是不同的，大多数人都有 6 块腹肌，有的人只有 4 块，极少数人有 8 块腹肌。

什么是马甲线呢？

就是腹直肌和腹外斜肌交界形成的线条，也可以叫川字腹肌。

一般女生的腹直肌不会有男生纬度大，所以一般女生都是川字腹肌。

怎么才能长期拥有清晰的腹肌马甲线呢？

1. 必须长期保持低于 12% 的体脂率（女生低于 19%）

这点大家可能多少也听过，如果想看到清晰的腹肌，需要先让自己的体脂率降低。这是最基本的必要条件，如果没有达到这个要求，那么无论你怎么去练腹肌都不会更清晰。

要说明的就是，虽然是同样的体脂率，但是身体堆积脂肪的部位不同。有些人下腹堆积脂肪比较少，腹肌就会更清晰。有些人的体脂率可能需要到 8% 以下，下腹肌肉才会更明显。另外，准确测量体脂对普通人来说没有那么容易，所以有一个比较实用的准则：保证腹部肚脐旁脂肪捏起来厚度在 2 厘米以下。

2. 系统健身至少半年以上，并且有持续健身的习惯

这里系统健身指的主要是全身力量训练，针对胸、背、腿大肌群的复合训练。因为这些动作是迫使全身肌肉整体增加的训练，而腹肌作用是保持躯干稳定，所以我们做任何动作多多少少都有腹肌的参与。

无论你是做卧推、深蹲，还是硬拉，甚至是二头肌弯举都有腹肌参与，因此你做了这些复合动作已经顺带练到了腹部。

由于分隔腹直肌的是腱划，随着训练的进行，腹肌也会逐渐变强壮，腱划显得越深，这样即便体脂率没有很低也能看到比较明显的腹肌。这也就是同一个人系统进行了几年的力量训练后，在同样体脂率的情况下更容易看到腹肌的原因。

3. 要做有针对性的腹部训练，令腹部肌肉有一定形态

做腹部训练，并不能帮助你减少腹部的脂肪。大家想想，做卧推可以将胸练大，那么做卷腹为什么可以把腹部练小？这是因为腹肌训练会对腹部的肌肉产生刺激，也就是说，在肌肉增加的情况下，即使脂肪不减少，肌肉形态也会更好。

腹部训练的频率和时长是怎么样的呢？有人说要天天练腹肌才有用？

其实，系统健身了几年的朋友几乎可以不用单独练腹肌了。因为系统训练过的人几乎都已经用很多大重量复合动作练过胸、背、腿、肩，这些动作其实无形之中都会很好地锻炼到核心腹部肌群。

大家想一想，当你能够举起或者推起更大重量的哑铃的时候，你难道不需要更使劲收紧腹部？你的腹部肌肉难道不会被迫也跟着变强壮吗？

事实上，大家熟知的很多健体选手即使在减脂期也并不会进行大量的腹部训练，因为性价比太低了，所有复合动作自然会带到腹部。

大家看我的减脂对比图就明白了，我几乎不做单独腹部训练。当然，前提是你需要有更低的体脂率和足够的训练积累。

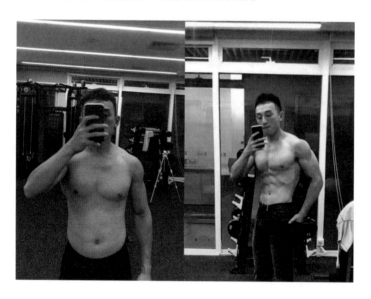

对于新手，我要分为普通新手（身体质量指数小于或等于正常值），以及肥胖新手。

普通新手由于力量训练的重量、强度都远不及练了几年的人，因此做这些复合动作的时候可能并没有很好地刺激到腹肌，所以新手如果想快速看到更好的腹肌，可以每周在塑形训练之外做 3 次几分钟的腹部训练。但真的没有必要天天做，因为肌肉需要休息与恢复，腹肌也不例外。

对于肥胖新手来说，我就不建议做腹肌训练了，原因有三点：

1. 肚子过大、腹部脂肪厚会导致刺激不到腹肌，导致动作不标准。

2. 个人会觉得有点心烦，每次卷腹，肉都成了一坨，影响心情。

3. 腹部训练本身消耗的热量很低，减脂效果很差，对于肥胖新手来说投入更多有限时间和注意力在控制好饮食上会更有效。等体重稍微降低到接近正常 BMI 再开始腹部训练，这样腹肌出现的概率会增大。

美胸:
减肥不减胸，
怎么做到的?

对于很多女生来说，减肥纠结的点在于害怕减肥之后胸也变小了。确实也有很多人跟我反映过她们减肥后能明显感觉到胸也减掉了不少。接下来我就谈谈这个女生们很在意的话题。

首先，减肥几乎是一个全身的、整体的行为，当体重下降的时候，身体各个部位的脂肪都会开始下降（但并不是平均），你并不能自行控制想瘦哪儿就瘦哪儿，不过，每个部位脂肪减少的多少和程度都是因人而异的。

一般来说，由于腹部脂肪的积蓄是比较松散的，所以减肥过程中腰围的减少普遍是最明显的。

对于减肥而言，我们大致知道女生的胸部是由脂肪、乳腺和肌肉组成就可以了，脂肪在外面，乳腺在中间，下面垫着的是胸肌，不同人的乳腺和脂肪的占比也是不一样的。所以，女生的胸可以粗略分为脂肪型和乳腺型吧。

脂肪型的胸部随着体重减少会比较容易缩小，但是乳腺型的胸部不会那么容易在减肥过程中变小。而让女生胸部丰满的原因更多是乳腺的作用而不是脂肪的堆积。

但无论是脂肪型胸还是乳腺型胸，基本上减肥的过程都会有胸部脂肪的减少，只是减少多少因人而异，也跟减肥方式有关。

另外，胖的妹子背部脂肪也会很多，因此，减肥的时候背部变薄也会让胸围整体减少，这就让很多女生误以为是胸变小了，实际上是背部变薄导致胸围减小，大家很清楚胸围并不等同于罩杯。

所以，减肥胸会瘦，背和腰也会瘦，甚至瘦的程度更大，这样一来，虽然减肥后胸部的绝对大小会变，但是相对大小就是另一回事。

下面分享几个减脂保胸的技巧。

1. 控制有氧运动的时长——比如跑步，还要增加胸部力量训练

实际上，如果按照 4 分钟训练计划执行，基本上是不需要担心这个问题的。可以在训练基础上再增加一些胸部训练，比如可以每天额外做几组俯卧撑或者卧推。锻炼胸肌会让乳房在它的承托之下位于更高的位置，显得更挺拔。

有氧运动的时间不要太长，每次最好不要超过半小时，不然胸部长时间上下震荡会容易引起胸部下垂，下垂后的胸从整体上看肯定就显得小了很多。

注意，这里并不是说通过健身增加女性胸大肌的厚度，女生长肌肉的难度本来就很大了，要想增厚胸大肌其实很难达到，但是可以增加胸部挺拔度。

2. 保持良好的体态

平时站、坐、走的时候保持挺胸收腹的状态，如果有含胸、圆肩、驼背的情况要去改善，这样也会让胸从视觉上显得更挺拔。

关键在于时刻提醒自己收紧核心、夹紧肩胛骨。

3. 减脂期一定不要节食

营养摄入不足也会引起乳腺组织萎缩令胸部下垂。所以，减肥期保证饮食合理搭配能减小胸部的缩小。

4. 选择合适的运动内衣

乳房的支撑主要是靠悬韧带，即连接皮肤和胸大肌筋膜间的纤维束。使乳腺保持在一定的位置上，在皮下有一定的活动度，站立时不至于明显下垂。

悬韧带好似橡皮筋，随着年龄增长和在重力和运动的反复拉扯下，橡皮筋的弹性会慢慢变差，被拉长和变松弛。好的内衣可以给乳房全方位的支撑。

运动的时候最好穿运动内衣，减少运动时胸部的振幅，延长"橡皮筋"的使用周期。

不同运动强度下有不同的运动内衣，越剧烈的运动，需要的支撑和包裹性越强。

翘臀长腿：
如何高效
打造翘臀和
大长腿？

我常常听一些女生跟我反映："Burning，我的臀部虽然练大、练翘了，但是腿也跟着变粗了，怎么办呢？"

首先我想说，增加臀部整体的体积并没有那么难，但是大屁股不等于翘屁股。而且大屁股可能还会附带腿粗。这恐怕不是国内女生想要的结果。

国内女生更加向往的是翘臀配细长腿。

很多女生在锻炼臀部的时候会采用深蹲，因为有句话"不深蹲，无翘臀"嘛。这句话是国外传过来的，国外的女生都喜欢练深蹲。

然而，深蹲不但会把臀部练大也容易把腿练粗。对于欧美女生来说，腿粗是不太介意的，她们反而喜欢强壮的大腿。

深蹲这个动作主要是锻炼臀大肌下部和大腿，导致臀部虽然体积大，但是并不显得很翘，因为下臀发达臀线就会比较低，所以从比例上往往显得腿比较短。

另外，很多人练深蹲的时候，往往在站起来的顶部不会伸直膝盖和刻意伸髋收缩臀部，这就让深蹲练臀的效果又更少了一些。

大家可以对比一下图中第三根线的位置，在身高相同的情况下，如果下臀线的位置越靠下，从视觉上就会显得腿越短；反之，则显得长。

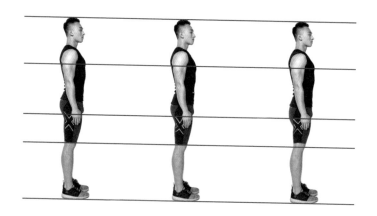

所以，如果想使臀部更翘并且腿长，应该是上下臀线都往上提，这就要针对臀大肌上部和臀中肌训练，整体提高臀线，从视觉上拉长腿部。

咱们前面讲了肌肉结构，看肌纤维的走向就可以知道，上臀肌肉的主要功能是使大腿外展、大腿伸和外旋。因此，孤立锻炼上臀和臀中肌的动作可以很好起到提升臀线的作用。

俯撑后抬腿可以锻炼到臀肌上部，站立侧抬腿、侧卧抬腿等孤立动作能练到臀中肌。

比如下面这两个动作就比较推荐：

动作 1：俯撑弹力带后抬腿

俯撑在垫上，手持弹力带勾住脚跟，呼气向上、向后抬腿，收缩臀部，再吸气返回，全程要控制弹力带。

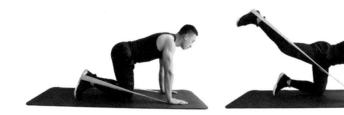

动作 2：站姿弹力带后抬腿

站立，手持弹力带勾住脚底，呼气向上、向后抬腿，收缩臀部，再吸气返回，全程保持手臂不动。

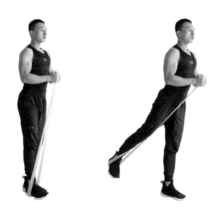

如果没有弹力带，这两个动作也可以用自重完成。

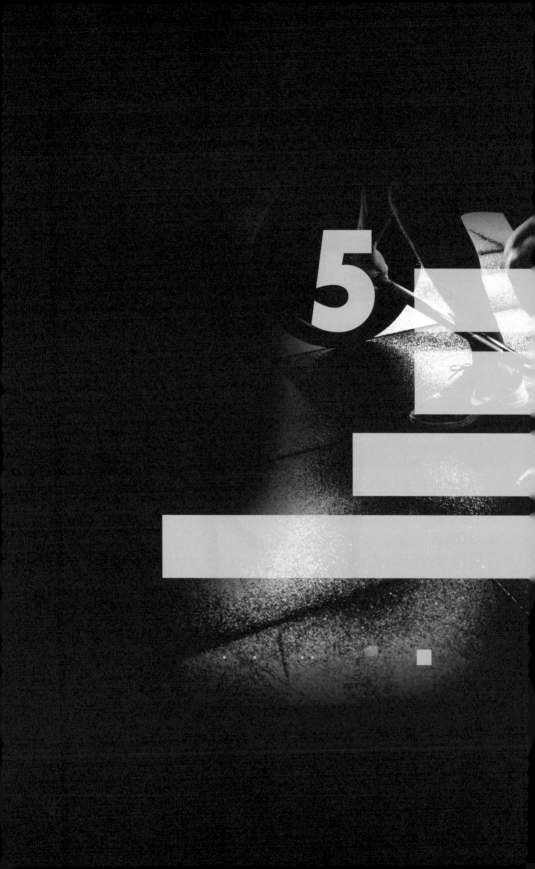

第五章

练好，更要吃对

三大营养素：
碳水化合物、
脂肪和蛋白质，
哪个最易胖？

人活着就需要能量支持，获得能量的方式就是吃。但你可能会觉得很神奇，有的动物（比如牛和马）仅仅靠吃草就可以活得好好的，但是人却不行。

食物当中有四种可以为人提供能量的物质，它们分别是碳水化合物、蛋白质、脂肪和酒精。前面三种通常被称为宏量营养素，因为它们对维持人的日常活动是必要的。

酒精虽然也可以为人提供能量，但是它不能被称为营养素，因为没有酒精我们也可以活得很健康，而且酒精对人的负面影响远远超过了它的正面作用。所以我们在这里不谈酒精。

我先简单介绍一下三大营养素。

首先是碳水化合物。碳水化合物在自然界分布很广、储量很大，可以说是最经济的营养素，也是人的快速能量来源，它提供了我们一天中所需的大部分能量。

其实我们平时吃的白砂糖或者主食，甚至水果中都含有大量碳水化合物，比如面包、米饭、米粉、面条、玉米、红薯、冰激凌、棉花糖、西瓜、哈密瓜，甚至是饮料果汁等。大家把碳水化合物理解为糖类就可以了，所以本质上你吃的红薯、白砂糖、西瓜等都是糖类。

我们在中学生物课学过，糖的核心结构是碳、氢和氧，根据碳水化合物的聚合度，可以分为单糖、双糖和多糖三类。我们不妨简单回顾一下生物知识，像葡萄糖、果糖和半乳糖就是单糖；蔗糖、麦芽糖、乳糖是双糖；淀粉和膳食纤维就是多糖。

知道这些有什么用呢？大家记住一个简单的原则，各种糖的消化吸收速率不一样，单糖、双糖比较快，多糖比较慢。因此，单糖和双糖会令血糖快速升高，这也是为什么我们生病消耗大量体能时要在医院注射葡萄糖，用来迅速补充能量。运动饮料也都含有葡萄糖。而多糖被人体摄入之后会先分解为双糖和单糖，然后才能被人体很好地吸收。

接下来讲讲蛋白质。如果把人体比作一栋楼，那蛋白质就是楼的主要建筑材料。肌肉、血液、神经、毛发都是由蛋白质组成的。其实我们平时吃的各种瘦肉（肥肉部分是脂肪）、海鲜、鸡蛋、牛奶和豆制品都含有很丰富的蛋白质。

蛋白质是由氨基酸组成。每种蛋白质都是由不同的氨基酸构成，由于每种氨基酸的功能不一样，所以每种蛋白质也具有特定的功能。对人体来说，有9种是必需氨基酸（其中组氨酸为婴儿必需），因为这些是我们自身无法合成的，必须从食物中摄取。还有11种非必需氨基酸，是人体可以自己合成的。

如果我们摄入的食物中蛋白质包含所有必需氨基酸，这些蛋白质就被称为完整蛋白质，肉、奶、蛋都提供完整蛋白质。而缺乏必需氨基酸的蛋白质就被称为非完整蛋白质，大部分植物提供非完整蛋白质，例如玉米、蔬菜、种子等。仅有极少数植物提供完整蛋白质，例如大豆。所以纯素食者应该摄入各种豆类以保证身体对必需氨基酸的需要。

蛋白质并不是供能的主要参与者，但当饮食中糖类的供应不足时，身体为了满足自身对葡萄糖的需要，则会通过糖新生（糖原异生）作用动员蛋白质产生葡萄糖供能。

再来说脂肪。确切来讲，脂肪是固体形式的脂质，油是液体形式的脂质，为了方便本书读者理解就直接统称为脂肪。

脂肪由脂肪酸和甘油组成。我们平时吃的各种肥肉、炒菜时放的油，还有花生、腰果之类的坚果当中的油脂都是脂肪的来源。

这里要说一下必需脂肪酸，因为人体无法靠自身合成，所以要从食物中摄入。最重要的必需脂肪酸是两种：Omega-3脂肪酸和Omega-6脂肪酸。植物油中含有大量Omega-6脂肪酸，而深海鱼中含有丰富Omega-3脂肪酸，比如三文鱼和鳕鱼。现代人普遍缺乏Omega-3脂肪酸，因为我们平时吃的油不少，但深海鱼却不常吃到。

我们之前说，长胖的原因是你摄入的能量超过了消耗的能量，导致了身体囤积脂肪。

那么，上面三大营养素中哪种最容易让人长胖呢？

答案是脂肪。主要原因有两点：

第一，从能量的密度来看。

虽然碳水化合物、蛋白质和脂肪都可以提供能量，但它们提供的单位能量是不同的。1克碳水化合物和1克蛋白质都会为身体提供4千卡的能量，而1克脂肪则可以提供9千卡能量，是前两种每种的两倍还多。脂肪的能量密度巨大，在摄入同等重量的前提下，自然更容易让每天的能量超标。

第二，从变成身体脂肪的效率来看。

虽然身体如果用不完这三种营养素都能储存成脂肪，但是储存效率是有很大差别的。

比如，食物当中的脂肪转化成身体脂肪几乎是很迅速的，不需要额外消耗什么能量就可以储存。这个也很好理解，因为脂肪结构都差不多，食物脂肪就很容易变身体脂肪。

碳水化合物被人体消化吸收后要先变成单糖，如果想转化成身体脂肪储存起来，需要一系列的转化过程，因为糖和脂肪是两类物质。这个转化过程是需要消耗能量的，一般需要额外消耗20%的能量。而如果是蛋白质转换成脂肪，中间过程更复杂，消耗的能量也会更多，大约会有50%的能量丢失。

不过，由于糖类和脂肪的基本结构是碳、氢和氧，组成比较相似，而蛋白质的组成是氨基酸，所以糖分比蛋白质更易储存为脂肪，消耗能量也更少。

这就有点类似于我们想要用银行卡在异地取款，同一间银行可能不需要手续费或者手续费很低，但异地跨行取款的手续费就比较高。

再举个简单例子帮助大家理解，假如我每天消耗的能量是2 000千卡，我吃完晚餐今天刚好就摄入了2 000千卡，一天的摄入和消耗平衡了，对吧？现在有朋友叫我出去吃夜宵，我又吃了100千卡的食物，如果这100千卡全部是脂肪的能量，那几乎有90多千卡都会转化成身体脂肪；如果夜宵是100千卡的碳水化合物，那么能转化成脂肪的有70~80

千卡，如果是 100 千卡蛋白质，可能只有 50 千卡能转化成身体脂肪。

所以，不同营养素转化成脂肪的效率是不同的。现实生活中，喜欢吃高脂肪食物的人会更容易发胖，但只要改变了饮食结构，很多人就会瘦下来。

主食：
是不是不吃
主食就能瘦？

前面说了在三大营养素中，脂肪是最容易让人长胖的，原因是它的能量密度和转化成身体脂肪的效率都最高。

既然这样，为什么市面上会非常流行减肥不吃主食这样的低碳水饮食法呢？接下来我们就来说说不吃主食对减肥到底有没有用。

首先，不吃主食或者少吃主食是一种低碳水饮食法，一般被称为"阿特金斯饮食法"，也有人称它为"吃肉减肥法"，是二十世纪七八十年代从美国流行起来的。这种方法就是严格限制每天碳水化合物的摄入，要求将日常饮食中的米饭、面包、米粉、馒头等主食用肉类、海鲜、蛋奶和豆制品来替代。

然而我们前面说了，在三大营养素中，主要给人供能的是碳水化合物，如果不吃主食，人体就会动员更多身体脂肪或者食物脂肪分解为脂肪酸供能。在这个过程中，由于低碳水供应导致草酰乙酸供应不足，所以脂肪酸不能被彻底氧化而产生中间代谢产物——酮体。如果酮体过多且不能及时被氧化而在体内积累，血液中的酮体就会增加，身体会想办法尽快把它排出体外。过多的酮体是通过尿液的方式排出体外的，所以这种症状也叫酮血症。

由于酮体是脂肪代谢产物，所以含有不少能量，就这样，身体的脂肪被分解，然后又携带着能量排出体外，脂肪自然能减少。况且，不吃主食的话，身体中的水分也会随着糖分储存的减少而被排出，这样，体重当然会唰唰唰地掉。（大家肯定都听过"生酮减肥法"吧？也是低碳水饮食法的一种，只不过这种减肥法除了严格限制碳水化合物的摄入，还会控制脂肪和蛋白质的摄入比例。）

除此之外，简单的饮食，尤其是限制某种营养素的摄入，这本身就能够减少人们的选择，减少饮食的摄入量，更容易制造能量缺口。每餐饭只要不碰主食就行了，其他照常，比如在食堂吃得跟平时一样，只是不吃米饭、面条或馒头就行了，菜和肉还照常，这个方式极好操作，也不用思考。

所以，总体来说，不吃主食，减重效果还是很好的。

那你肯定会想问，咦，既然这个方法这么有效，那其他人为啥不直接用这个方法？怎么世界上还是那么多胖子呢？

原因主要有三点：

第一，坚持不下去。糖分永远是我们身体和大脑的主要供能营养素，这是最快的方式，是进化所决定的。不吃主食会导致血糖降低，体质差的人如果经常不吃主食，会出现身体疲劳、脸色变差、记忆力下降等症状，严重的还会出现昏迷。减肥还影响了工作和赚钱，那谁顶得住啊？

第二，坚持不下去。不吃主食一段时间后，身体缺少了血糖与B族维生素的来源，而且在拆解脂肪和蛋白质分解供能的过程还会消耗很多维生素，人体就容易出现微量元素和蛋白质匮乏，所以女孩子出现月经不调、掉头发、皮肤松弛等症状也是很常见的。身材还没整好，颜值还下降了，这谁受得了啊！

第三，还是坚持不下去。虽然提倡不吃主食的人都会强调要多吃蔬菜，但实际上，如果没有谷类和薯类，仅仅靠蔬菜来供应膳食纤维增加饱腹感也很困难，尤其咱们中国人吃饭要吃主食也是一直以来的饮食文化了。很多人点菜一定要点下饭菜，是因为拌着饭吃才爽，不然吃饭都没有爽感了。

总之，我觉得不吃主食最大的问题就是坚持不下去、坚持不下去和坚持不下去，重要的话重复三遍！

另外，关于主食有一个比较常见的误区，很多人觉得米饭、馒头没营养，其实，常规的白米饭、馒头确实营养比较单一，里面的主要成分就是淀粉，但是对于急需能量的贫困人群、正在生长发育的儿童、消化不好的瘦弱老人来说，精细的白米、白面依旧是他们有效的能量来源。

大米本身其实也含有蛋白质、维生素、矿物质、膳食纤维等丰富的营养成分，只是我们追求精细的口感，将稻谷一次一次地抛光，去掉了含有矿物质和膳食纤维的谷皮，带走了含有维生素和蛋白质的胚芽，仅仅留下了最精细的含有大量淀粉和少量蛋白质的部分。所以说，米饭、馒头没有营养，这个"锅"不应该让主食来背。

咱们中国自古以来膳食的重要特征是以谷类为主，我们的饮食习惯中谷薯类食物所提供的能量占总能量的一半以上，以前我们的主食大多以玉米面、荞麦面、全麦、糙米、番薯等粗粮为主，那时的人普遍不胖，甚至可以说比较单薄。

但近30年来，我国居民膳食模式正慢慢发生变化，谷类消费量逐年下降，动物性食物和油脂摄入量逐年增多，导致普遍的能量摄入过剩；

而且谷类过度精细加工，我们大部分的主食都是白米、白面制成的米饭、馒头、面条等；还有更为精细的白砂糖，大量出现在各种食物中，如面包、蛋糕、饮料、红烧肉等。所以我国的肥胖率才越来越高了。

可见，吃主食不是长胖的因素，关键在于你吃的是什么，吃了多少，以及配菜是什么。如果一个人经常是一份红烧肉配三碗饭的吃法，想不胖也难。所以，摄入较高的油脂、较多的精制米面和精制糖等饮食习惯和生活方式才是肥胖的元凶，而不是主食。

针对减肥期的小伙伴我想给一些关于主食的建议：

首先，主食不要完全不吃，可以少吃，碳水化合物在总摄入能量中占45%~65%是比较合适的，你可以根据个人对碳水化合物的喜好进行调整。比如，你之前习惯每餐吃两碗米饭，现在可以减少到每餐一碗，尽可能选择那些消化慢、高膳食纤维的主食，比如燕麦、荞麦、黑米、糙米等。相比精细主食如白米、白面等，粗粮主食保留了粗纤维的部分，膳食纤维增加了，不仅能够增加饱腹感，还可以将餐后血糖维持在正常范围内的较低水平，胰岛素也就不需要过多分泌，合成脂肪的机会就比较少。

同时，因为血糖水平不太高，身体为了节约血糖，还会主动分解少量脂肪，产生微量的酮体。总之，食用低血糖反应的杂粮主食，是促进脂肪分解、减少脂肪合成的。

那么，高饱腹感的杂粮主食有哪些呢？

1. 全谷物

全谷物是指未经精细加工处理，保留了完整谷粒所具备的胚乳、胚芽等天然成分的谷物。比如燕麦、荞麦、藜麦、小米、玉米、糙米等。

这些全谷物可以直接作为主食，如果不能完全接受全谷物，可以将一半的主食换成全谷物的米，慢慢调整。如早晨的白粥换成杂粮谷物粥，晚餐的白面面条换成燕麦面和纯荞麦面等。

2. 杂豆类

杂豆类包括了除黑豆、黄豆外的其他杂豆，比如红豆、绿豆、鹰嘴豆等。这些杂豆类的蛋白质含量高达 20% 以上，比谷物类的蛋白质含量高很多，所以饱腹感更强，适合作为主食的一部分。

而且在大米的基础上加上杂粮和杂豆，不仅是粗细搭配的好方法，还提高了蛋白质的生物利用价值。俗语说的"米配豆，赛牛肉"就是这个意思。

像我们传统中的八宝粥就是典型的富含杂豆类的食物，饱腹感很强，特别适宜减肥期间食用，所以完全可以在煮白米时加入一把糙米、燕麦、红豆、黑豆等。

3. 薯类

一些淀粉类的蔬菜，完全可以代替部分主食，如土豆、红薯、山药、芋头、莲藕、紫薯等。这些食物饱腹感很强，而且含有维生素C，把一部分米饭替换成土豆、红薯等是减肥小妙招，而且因为这些食物水分含量大一些，所以可以摄入的分量更多一些。

一份 100 克的米煮成饭也就一小碗，可蒸 400 克土豆才能抵得上那一碗饭的淀粉量。可见这饱腹感肯定更高，一般女生吃 300 克土豆都会很撑了。

不过，在生活中，薯类被很多人当作配菜来搭配米饭。酸辣土豆丝盖饭是多少人的最爱呢？所以说一定要注意，这一淀粉类蔬菜在食用的过程中一定要代替部分主食，换句话说，吃了这些食物，就要相应减少米饭的量，才能达到减肥的目的。

还有一点也很重要，就是这些杂粮主食在食用方法上尽量选择直接蒸煮，最好不要加额外的油和盐。

还要特别提醒一下，要少吃"软饭"。不少人喜欢熬大米稀饭，喜欢将大米用高压锅等器具煮得软烂，好不容易放上点糙米，也要浸泡很久到变软了才吃。这样都会让煮好的米饭变得更容易消化，但餐后血糖上升就更快、更明显，也会饿得很快，不利于减肥。

另外，早餐最好要吃主食，因为身体已经 10 多个小时没有能量摄入了，但是午餐、晚餐可以适当选择不吃主食。我个人有时会在中午选择不吃主食，但是晚上一般会吃，因为晚上不吃主食会导致我半夜很饿，影响睡眠。这个就因人而异了。

最后，如果你选择了三餐不吃主食，却把吃主食的这个能量空间留给了零食，比如很多人不好好吃饭，饿了却忍不住要吃薯片和甜食，那么等于白搭。这只是拆东墙补西墙罢了，甚至是补得更多。

肉类：
减肥吃肉的
选择攻略

有不少人下定决心减肥的时候，最先想到的就是不吃肉了，以为在饮食中减掉了肉，就能减肥，于是天天吃粗粮和蔬菜、水果。很多女孩会觉得每天喝杂粮粥、吃蔬菜和水果，肯定很健康的。

比如一个女生告诉我她的食谱：早晨牛奶煮燕麦，中午一碗杂粮粥加一份水煮青菜，晚上酸奶水果沙拉。听着确实很健康，结果坚持了一段时间后，她的确瘦了，但面色很差，而且体重维持不了多久，稍微一吃肉又迅速反弹回来。

她减肥失败的原因就在于缺乏蛋白质，换句话就是少吃了肉。这个女生的食谱没有鱼、没有肉、没有豆制品，更没有鸡蛋，每天仅仅食用一些粗粮和蔬菜、水果，即使有一定量的牛奶和酸奶的摄入，仍然会导致蛋白质不足。各类营养摄入长期不足，身体自然会出问题，最容易导致的就是贫血和闭经，还有一个现象是容易脱发。脱发绝对是颜值杀手。

所以记住一句话——没有蛋白质就没有生命。

这里主要就是告诉大家，减肥没必要减了肉，会吃肉才能健康瘦。

首先，肉类中最重要的营养成分是优质的蛋白质，这些蛋白质能提升一餐的饱腹感，减缓餐后血糖的急速波动，通俗理解就是让一餐饭既能吃得饱还饿得慢。

其次，在减脂期间，我们的身体一定会损失掉一些肌肉，而蛋白质是肌肉的重要组成部分，优质的蛋白质利于肌肉的合成。所以，如果你不想瘦得剩皮包骨头、满脸皱纹的话，那摄入充足的蛋白质就变得特别重要，它不仅可以弥补丢失的肌肉，而且配合适度的运动，还会让肌肉更结实、皮肤更紧致、线条更好看，基础代谢率也会提高。这样相比之前摄入同等能量的情况下，身体自身消耗的能量更多，就更有利于把多余的脂肪给代谢掉。所以单靠这一点，我们在减脂时就一定要补充充足的蛋白质。

再者，奶类、豆类和一些虾贝类中含钙较高；红色的瘦肉，含铁比较高。当摄入同等能量的食物，高钙饮食会更有助于减脂。而铁补充不足，会出现贫血，失去了红润的肌肤，女生还能忍吗？更严重的还会导致经期不规律，甚至闭经，所以减脂期间一定要补足富含钙和铁的肉类。

最后，减脂期间，我们一般也会减少粮谷类主食的摄入量，而主食也是蛋白质的来源之一，虽然不是完整蛋白质，但少吃100克主食，就会少7~10克的蛋白质，所以要靠吃肉来弥补这份蛋白质损失。

那么，减脂期间吃肉应该如何选择，应该吃多少肉呢？接下来给你一份完整的减脂期间吃肉攻略。

1. 减脂期间吃多少肉？

《中国居民膳食指南（2016版）》推荐，成年人每天平均摄入水产类40~75克、畜禽肉类40~75克，总的来说，一天的肉类摄入总量是

120~200 克。用手来展示的话，就相当于三分之二个手掌到一个手掌的量。蛋类推荐每天 40~50 克，也就是平均一天一个鸡蛋的量。

当然蛋白质不仅仅是鱼、肉、蛋，还有豆类 25~35 克、奶制品 300克，这部分也不能少。

在减脂期间，每天适宜摄入的肉甚至要比平时更多一些，平时建议蛋白质供能在 10%~15%，而减脂期间可以增加到 15%~25%。简单来说，在减脂情况下，1 公斤体重至少需要 1 克蛋白质，那么 60 公斤的体重，每天至少需要吃 60 克蛋白质。

很多人觉得补充足够的蛋白质很难，给大家一些直观的数据，看看一个 60 公斤的人，每天摄入的蛋白质怎么满足。按照《中国居民膳食指南（2016 版）》推荐的一日奶、蛋、豆的摄入量，300 毫升的牛奶约能提供 9 克蛋白质，1 个水煮蛋约能提供 6~8 克蛋白质，30 克黄豆约能提供 11 克蛋白质，这一共为 26~28 克蛋白质，现在离 60 克还差 30 克左右。

50 克肉类约能提供 12 克蛋白质，按每日 150 克肉算，可以提供 36克蛋白质，这就已经超过 60 克了。再加上主食中蛋白质的量，完全可以满足一位 60 公斤成年人对蛋白质的最低需要量了。

2. 减脂期间应该吃什么肉？

至少一半的蛋白质来源应该选择优质蛋白质，鱼、虾、蛋、奶、瘦肉、豆类等是优质蛋白质的重要来源，所以在减脂期间除了奶和豆类，肉的部分最好也不能少。

目前，中国多数居民大多摄入畜肉，也就是猪、牛、羊肉较多，特别是猪肉。2018 年，中国猪肉的消费量占全球的 50%，可见，中国人的吃肉量已经偏高了。

不过，虽然推荐减脂期间不能少了肉，但也要提醒大家，要减少猪、牛、羊等红肉类的摄入量，尤其是猪肉，其脂肪含量偏高，平均在 18%左右，羊肉次之，牛肉最低。牛、羊肉的蛋白质含量一般在 20% 左右，猪肉在 13% 左右，所以，畜肉类中食用牛、羊肉优于猪肉。

水产类食材如鱼肉、虾肉脂肪含量较低，如草鱼的脂肪含量为 5.2 克/100 克，基围虾的脂肪含量仅为 1.4 克/100 克，且深海鱼含有较多不饱和脂肪酸，对预防血脂异常和心血管疾病有帮助，可作为首选。

禽类脂肪含量也相对较低，肌肉纤维细腻，蛋白质含量较高，鸡肉平均的蛋白质含量为 19%，而且其脂肪酸组成也优于畜肉。畜肉类饱和脂肪含量过高，所以鸡肉等禽类也是优质肉类来源，注意吃的时候最好去皮食用。

以上肉类均选择新鲜的最好，加工肉类应减少摄入，特别是熏制的腊肉、香肠等，高油高盐，还含有致癌物质。加工肉类目前已被列为一级致癌物，非常不利于健康。

总之，在减脂期间尽量选择脂肪少的新鲜肉，鱼虾肉、鸡胸肉、里脊肉、去皮的鸡腿肉都是不错的选择。

3. 减脂期间，肉应该怎么吃?

最后要注意的是烹调方式。可千万别出现肉挑对了，量也控制了，但烹调方式错了，功亏一篑。

烹调方式尽量用清炖、清蒸、煮、无油烤或煎的方式，比如可以把红烧鱼变成清蒸鱼，糖醋排骨改成炖煮排骨，炸鸡排改成无油煎鸡排或嫩蒸鸡胸肉等。

总结一下，减脂期间，更要保证蛋白质的摄入量，丰富肉的种类。每日食用鱼、虾、畜、禽肉类共约一个手掌的总量，再加上鸡蛋一个、奶一杯、豆浆一杯、豆腐一小块。

在此基础上，禽畜肉尽量选择去皮肉及脂肪含量少的纯瘦肉，烹调方式清淡少油。五花肉、肥牛这些最好别碰。对于纯素人士来说，一定要注意补充大量的豆类，通过各种豆制品满足每日 1 公斤体重对应 1 克蛋白质的最低要求。

油：
少吃油，
吃好油

减脂期间，有的小伙伴是只吃水煮，拒绝吃油的，其实这个完全没必要。因为我们不可能永远这么吃水煮，所以要学会怎么用油。

油其实就是液体脂肪。我再来说一下脂肪，脂肪一般分为三大类：饱和脂肪酸、不饱和脂肪酸和反式脂肪酸。而不饱和脂肪酸又分为单不饱和脂肪酸和多不饱和脂肪酸两种，这当中有好的也有坏的。

我们先说说"坏脂肪"。饱和脂肪酸和反式脂肪酸都属于不健康的"坏脂肪"，饱和脂肪一般呈固态状，普遍存在于动物油脂中，如猪油、牛油、羊油、加工类肉类，以及那些五花肉、肥牛、肥羊、雪花肉里面的白色肥肉部分等。这一些东西少量吃是可以的。

反式脂肪酸则很"坏"，常来源于人工氢化植物油，并且常以"氢化植物油""植物油脂""植物黄油""植物奶油"等形象出现。

这些油加了"植物"二字，让人感觉特别绿色天然，其实非常不健康。这些成分在日常饮食中是必须限制的，买东西一定看配料表，带有"氢化油、植物油脂、代可可脂、植物奶油、植物起酥油等"字眼的东西通通拒绝。这些"坏脂肪"会让血小板变得更加黏稠，容易形成血栓，导致心脏病等。

那"好脂肪"呢？就是不饱和脂肪酸，分子不稳定，进入人体后，不仅可降低"坏胆固醇"（LDL，低密度脂蛋白）水平，还可以增加"好胆固醇"（HDL，高密度脂蛋白）水平，起到调节胆固醇水平的作用。

不饱和脂肪酸在很多植物种子和深海鱼中含量很高，比如大家常吃的大豆油、玉米油、带鱼、鳕鱼、三文鱼、金枪鱼等含有多不饱和脂肪酸，以及橄榄油、山茶油、坚果等含有单不饱和脂肪酸。

目前，中国家庭大多饱和脂肪酸摄入过多，使用的油大多为多不饱和脂肪酸，很少摄入单不饱和脂肪酸，这个需要注意。像玉米油、大豆油中就含有较多亚油酸的多不饱和脂肪酸，而橄榄油、山茶油、亚麻籽油、葡萄籽油等含有较多的单不饱和脂肪酸。

所以我们家庭做饭时，首先应拒绝使用猪油炒菜的方式，日常用油应以植物油为主，并且隔段时间换换品种，保证单不饱和脂肪酸的摄入。

选对脂肪，食用好油，是第一步。减少用油量是第二步，可以在厨房准备一个带刻度的油壶，把每天每人的食用油摄入量控制在25~30克之内。

调味品：
减肥烹调
绝不水煮！

大家肯定也都知道经常吃煎炸、熏烤的食物不利于健康，要少油、少盐，尽量清淡饮食才是健康的。所以很多人第一反应就是减肥要吃水煮的食物。

事实上，我和我指导的学员从来都是很讨厌吃水煮食物的，除非是为了方便省事，不然我是坚决不吃水煮食物的（水煮鸡蛋除外），这样"人间太不值得"了。

虽然我们要清淡，但绝不等于水煮，清淡和水煮是天壤之别，口感差太远了。

至于为什么这么多人会使用水煮的方法，主要是由于一些健体、健美选手在备赛期间会使用纯水煮的方式来让体形更快达到竞技状态，所以很多人看到就去模仿，包括很多教练也都这么去指导。但专业选手为了降低百分之几的体脂率要付出很多努力，他们是去拿奖的，普通人上个班、减个肥哪里用得着吃纯水煮，根本就是自讨苦吃了。

另外，我要告诉大家的是少油盐不等于没滋味，减肥期更要学会巧用调味品，这样才有利于坚持。

首先，盐是没有能量的，但在减脂期间还是要控制盐的摄入量，因为盐吃多危害很大。根据《中国居民营养与慢性病状况报告（2015年）》，中国18岁及以上居民人均每日烹调盐摄入量为10.5克，再加上食物中本身含有的盐，中国居民每日实际盐摄入量在12克左右，而国家推荐成年人每人每天的摄盐量为5克。

如此大的差距，造成了我国高血压发病率与日俱增。吃盐过多还会增加肾脏负担，导致水肿。吃盐过多增加尿钙排出和加剧身体缺钙，这两个原因也会导致减重难度增加。所以少吃盐是保持健康和控制身材的重要方式。

这里给大家几招控盐建议，饮食完全不会没滋没味：

1. 使用低钠盐，配上限盐勺。

2. 炒菜在关火出锅时再放盐。

3. 少吃腌制食品和加工肉制品，选择低盐的挂面。

4. 少用高盐的调味料如鸡精、酱油，如果用了，再把平时盐量减半。

5. 做菜尽量多加醋，醋会增加咸味。

6. 巧用其他调味料增加风味，天然的黑白胡椒、花椒、孜然、香草、辣椒粉都可增加味道。比如炒肉可以少放一点盐，加黑胡椒提味，蔬菜蛋花汤或肉片汤加入白胡椒之后味道更浓郁。

7. 利用食物本身的味道增鲜，如贝壳类海鲜做汤或煮菜，可完全不用加盐。

8. 细嚼慢咽，品味食物本身的味道。有时候吃太快，只吃到了调味料的味道，从而错失了食材本身的滋味。

烹调陷阱：
有些清淡饮食
暗藏高热量

说了盐和油，其实烹饪的坑还有很多，下面我来说几个比较常见的。

陷阱 1　清淡饮食暗藏高热量

家常饮食中类似于西红柿炒鸡蛋、酱烧茄子、干煸豆角等，看起来都是很素的菜，其实热量可能很高。比如，西红柿炒鸡蛋，大家普遍是先用油炒一遍鸡蛋，再加油炒一遍西红柿，最后出锅再撒把糖。一盘西红柿炒鸡蛋轻松吸进去了 20 毫升油和 15 克糖，吃的时候却完全不感觉油腻，还特别下饭。

为了清淡饮食，我建议锅先烧热，放少许油清炒鸡蛋，然后立即倒入西红柿，转小火，将西红柿汁水炒出来，觉得干可以加少量水，最后出锅不要加糖，这样会减掉一大半的热量。

烧茄子也是，超级吸油，我建议可以先加水把茄子焖煮一下，然后用少许油微炒茄子，再加调味料，或者直接改成肉末蒸茄子更好。

干煸的菜一般都要过油，豆角又不宜熟，过油的时间更长，吸油非常多，减肥期不建议吃干煸的菜。

陷阱 2　不良烹饪产生"糖化毒素"

最近"糖化毒素"很火，特别是AGEs（晚期糖基化终末产物），高水平的AGEs不仅会加速身体衰老，而且最可怕的是破坏正常细胞结构和功能，引起一系列的疾病，如动脉硬化、肾脏疾病，还会加速糖尿病进程等。

这种糖化毒素的产生是糖与脂肪中的羰基和蛋白质、核酸等物质的氨基之间进行的反应，也叫"美拉德反应"。这种反应并不能完全避免，但如果反应过度，高水平的AGEs进入人体组织器官中，就会造成组织损伤。

我们可以看出来，吃的食物中如果含有较高的糖和脂肪、糖和蛋白质，才更容易发生反应。但是这些一般日常食品中都有，只是含量差距很大。

天然食物一般糖化毒素含量都比较低，但烹调方式是造成美拉德反应的加速器。比如一个土豆中含有的糖化毒素很低，但与油脂一结合变成炸薯条就会提升几十、甚至上百倍。水煮鸡蛋中的糖化毒素含量很低，但油煎蛋就会让此毒素多了几百倍。

那么想要降低烹调中产生的糖化毒素，就要注意少用油、少高温烹饪，多用焯、煮、炖、蒸的方法；更要减少糖和油同时摄入，如油条、油饼、烤鸭皮蘸白糖、蜜烤鸡翅等。

陷阱 3　烹饪习惯破坏食物的营养

有的人调饺子馅喜欢先加盐腌一下蔬菜，挤掉水分再加很多油和肉混合调成馅，这样蔬菜中的维生素流失较多，同时也吸收了过多的油。不如少加一点盐，并将挤出的蔬菜汁加入瘦肉中搅匀，让肉吸收蔬菜汁以减少油的用量，再加入蔬菜一起拌成馅。这样营养保留住，油也减少了。

还有的人炒菜是直接往锅里倒油一起烧热，直到冒烟才放入菜炒，我记得小时候家里就是这么教我炒菜的。但这样炒菜不仅油会用得多，而且会产生高温毒素。建议先烧热锅，倒凉油后直接快速炒菜，这种不冒烟的快速炒制，还可以尽可能保留住蔬菜中大部分的营养成分和抗氧化的物质。

那从健康和减肥的角度，应该怎么样烹调更好呢？

对于主食来说，最好就是原汁原味的蒸煮方式，不要油炸、油煎，也不要加入油和糖的烘烤。

对于蔬菜来说，第一种是常见的热锅凉油的快炒，先热锅，倒入油，马上转小火，加一些葱、姜、蒜、花椒、小辣椒炒出香气，再倒入蔬菜，转大火快炒一两分钟，加盐出锅；第二种是白灼，在水里加入少许盐和油，放入蔬菜焯熟捞出，淋上一点香油和酱油即可；第三种是上汤，将一碗鸡汤倒入锅中，煮沸加入蔬菜，煮两分钟，加入少许盐调味就好，这样的蔬菜鲜味十足，还没有过多油；第四种方式是水油焖菜，对于一些炒起来需要很多油的蔬菜，比如茄子、胡萝卜等，就可以先用少许油略微翻炒，再倒入半碗水，转小火盖盖子焖一分钟，打开后调味收干水分就好。

对于肉来说，清炖、煮汤肯定是最好的，但吃久了会觉得腻。可以用不粘锅抹少许油来煎肉，开小火，再撒上黑胡椒和盐调味，剩下的油倒掉。同理，也可以用烤箱做无油烤肉，撒上孜然吃。

水果、蔬菜：
对于减肥，水果、蔬菜千万别混为一谈！

总是有不少学员问我："Burning，我不喜欢吃蔬菜，吃水果代替蔬菜可以吗？"

的确，在很多人眼中，蔬菜跟水果在营养成分上会有许多相似的地方，因此会造成大家以为两者可以互相替换的错觉。

人类吃的所有植物都属于开花植物或被子植物，而且从基因进化角度来看，很多水果都有蔬菜近亲，很多蔬菜也都有水果近亲。

但从饮食的角度来看，蔬菜就是蔬菜，水果就是水果，二者是不同的，是不能互相替代的。接下来我从营养层面和减肥层面来分别说一下。

首先是营养层面，从种类上来说，蔬菜的品种是远远多于水果的。蔬菜相比于水果含有更丰富的维生素、矿物质和不可溶性膳食纤维。对糖尿病患者来说，蔬菜含果糖量比较低。因此，光从这些营养价值来说，水果就已经不能代替蔬菜了。

与蔬菜相比，水果也有它的优点。水果含有蔬菜中不具有的各种有机酸、芳香类物质，可以开胃消食、抗氧化，促进多种营养物质被身体吸收。另外，水果一般都是洗了生吃，很方便，营养素流失的情况会更少，也不用添加各种调味品，尤其是你几乎不需要加油、盐去烹饪水果。

而大多蔬菜并不适合长期大量生吃，因为里面的不可溶性膳食纤维会影响身体对其他营养素的吸收。而且，我相信大家都认可，从口感来说，水果确实比蔬菜要好吃。

所以，蔬菜也是不能代替水果的。

从更多小伙伴关心的减肥层面来说，减肥最大的问题是饮食管理，而饮食管理的核心就是如何在吃饱的前提下还能保证有能量缺口。因此，吃饱是很重要的，无法吃饱的减肥饮食法基本坚持不了多久，都是"耍流氓"。

而由于蔬菜的糖分少，总体能量密度远低于水果，尤其是绿色蔬菜，所以如果想充分补充维生素又想获得饱腹感和制造能量缺口，多吃蔬菜显然是更加聪明的做法。当然，烹饪的时候不能加太多油和调味品。

这里我整理了常见水果和蔬菜的热量作为对照，供大家参考。

表 5-1　常见水果、蔬菜热量表

常见水果热量（100 克可食部分）	常见蔬菜热量（100 克可食部分）
苹果热量：52 千卡	番茄热量：19 千卡
香蕉热量：91 千卡	黄瓜热量：15 千卡
西瓜热量：25 千卡	小白菜热量：17 千卡
桃子热量：48 千卡	大白菜热量：17 千卡
橙子热量：47 千卡	南瓜热量：22 千卡
枣（干）热量：264 千卡	胡萝卜热量：37 千卡
枣（鲜）热量：122 千卡	冬瓜热量：11 千卡
梨子热量：44 千卡	绿豆芽热量：18 千卡
柚子热量：41 千卡	香菇热量：19 千卡
猕猴桃热量：56 千卡	茄子热量：21 千卡
橘子热量：43 千卡	海带热量：14 千卡
葡萄热量：43 千卡	青椒热量：23 千卡
荔枝热量：70 千卡	洋葱热量：39 千卡
菠萝热量：41 千卡	西蓝花热量：33 千卡
火龙果热量：51 千卡	生菜热量：13 千卡
草莓热量：30 千卡	苦瓜热量：19 千卡
杧果热量：32 千卡	丝瓜热量：20 千卡
哈密瓜（甜瓜）热量：34 千卡	豆角热量：30 千卡
樱桃热量：46 千卡	芹菜热量：20 千卡
	茼蒿热量：70 千卡
	红薯热量：99 千卡
	土豆热量：76 千卡
	地瓜热量：104 千卡

绿色的根茎类蔬菜要注意控制摄入量。

关于蔬菜和水果对减肥的影响，我帮大家整理一下：

1. 水果的热量密度普遍高于蔬菜，主要是由于水果中的糖分较高。

就算有的水果热量不那么高，比如西瓜，每100克只有25千卡，但是西瓜很容易吃多的，尤其是夏天，很多人边吃西瓜边刷剧，用勺子能轻松吃掉半个。这样一来，5斤西瓜下肚，相当于摄入了625千卡热量，比一个巨无霸汉堡的热量还要高！

此外，火龙果也是非常容易吃超的水果，用勺子吃一会儿就吃了大半个，轻松摄入250千卡热量，相当于一碗半米饭。所以，凡是能用勺子吃的水果都要很小心。

由于水果的糖分高，吃多了相当于吃了很多主食，因此，爱吃水果的同学其实正餐就应该少吃或不吃主食了。

我比较推荐减肥期多吃草莓，有没有觉得很惊喜？草莓热量密度低而且不容易吃多，因为吃多也容易腻。

2. 蔬菜，尤其是绿色蔬菜的热量密度极低，基本都在20千卡/100克以下，吃到饱也没有什么热量累积的压力，所以非常适合减脂期不限量吃。

3. 需要额外注意茄子，虽然茄子本身热量很低，但是外食或自己做菜的人都知道，茄子是"油之霸主"——非常吸油，甚至可以说是拿茄子来蘸油吃！减肥期最好避免吃茄子，除非你吃的是水煮茄子，但估计也没几个人这么吃。

4. 一定要注意一些根茎类蔬菜，比如莲藕、红薯、土豆、山药等。它们的碳水化合物含量非常高，可以当作主食，作为米饭和面条的替代，并不是可以无限量吃的蔬菜。如果不确定热量，可以在吃之前先搜索一下。

总体而言，如果硬要偏向于一方，蔬菜其实要优于水果。也就是说，你可以不怎么吃水果，但是蔬菜一定要吃。

有句古语是"五菜为充，五果为助"，比较准确地反映了蔬菜和水果在功能和用量上的不同。蔬菜作为人体获取维生素和矿物质的主要来源，可以较多地食用，而水果只作为一种辅助手段，可以少量食用。

记住了，"每餐有蔬菜，每日有水果"。

酒精：
喝酒会让人
变胖吗？

　　跟大家分享一次很搞笑的经历，有一次我跟朋友一起去酒吧，他们提前帮我点了绿茶，玩游戏时，如果他们输了要喝一杯酒，如果我输了要喝两杯绿茶，所以那天晚上我整个人喝绿茶都快喝吐了。

　　其实我不喝酒根本与健身减肥无关，真的只是因为我对酒不感兴趣而已。但我也并不是滴酒不沾，有合适的场合和合适的心情我也会小酌几口的。

　　接下来我们聊一下酒精。

　　酒精有能量吗？

　　有，前面提过酒精是除了碳水化合物、蛋白质和脂肪之外另一种可以提供能量的物质，1克酒精含有7千卡能量，酒精的能量非常高！仅次于脂肪的 9 千卡/克。

不过，酒精既不会变成糖储存起来，也很难变成脂肪，而且我们的身体完全不需要酒精——它不是必需营养素。当我们摄入酒精（乙醇）之后，乙醇会转化成乙醛这种有毒物质，所以，酒精对身体来说还有毒性，身体会首先想办法代谢掉。

这时候，其他物质的代谢过程就会暂停，身体集中代谢酒精。在这期间，酒精就代替了脂肪提供能量，这样节约下来的能量就会囤积成脂肪，所以，摄入酒精会间接令人长胖。身体代谢 10 克酒精，需要 1~2 小时，而大多数人喝酒还会边吃点花生、烧烤之类的，这就让其他食物的能量更方便地储存下来了。

另外，有研究显示，喝酒会促进食欲，让人被动地摄入更多能量，从而导致体重指数的上升。所以，如果你觉得喝酒确实让你变得比平时食欲更好、吃得更多，那么你在减肥期就要避免饮酒了。

那喝啤酒会导致啤酒肚吗？

确实，大家会发现经常喝酒的人肚子都比较大，这主要有两方面原因。

首先，喝酒过多造成总能量超标，让更多食物中的能量积攒成身体脂肪，肚子自然也就更大。只不过要分清楚这并不是啤酒本身导致的，而是由于总能量过剩。

其次，酒精的代谢主要发生在肝脏中，酒精代谢产生的乙醛对肝细胞有毒性，慢慢会削弱其代谢脂肪的功能，喝酒多伤肝的常识大家都不陌生。所以，喝酒之后，本应该被代谢的脂肪更容易堆积在内脏，就造成了肚子突出这种现象。

中国营养学会建议成年人每天的饮酒量不超过 25 克酒精。这大致相当于 600 毫升酒精度为 4° 的啤酒，或者 50 毫升（也就是 1 两）酒精度为 50° 的白酒。因此，这么点量，很多人一次聚餐就很容易喝超好几倍了。

总之，对于酒，我个人建议是能不喝就不喝，我并不提倡适度饮酒。

零食：
学会挑零食，
解馋还不胖

我发现，减肥的时候，与零食的大战是最难的，一个人只要三餐正常，不碰零食，几乎不会胖。很多减肥的人，真的是不怕苦、不怕累，就怕眼前出现零食。零食总是被包装得充满幸福的味道，虽然用意念告诉自己"我只是尝尝"，却一发不可收拾，反正吃都吃了，干脆一头扎进了零食的乐园。吃完便开始后悔，所以说，减肥路上最大的绊脚石就是零食。

平时我们在各种场合都会遇到零食。比如，你的办公室小伙伴咔嚓咔嚓地吃着番茄味薯片，你路过便利店看到打折的奥利奥，这些瞬间都会让你产生想法：我为什么要减肥？保持身材有那么重要吗？

减肥不吃零食，这话说起来容易，做起来太难。

那减肥一定要彻底戒掉零食吗？其实我的观点是减肥时零食并没有那么可怕，吃零食也并不是减肥期间的禁忌。零食的意义是辅助正餐为人体提供营养和能量，只不过现在这个原本的意义经常被所谓的"嘴馋"所代替。

所以，只要能认出零食中的"害群之马"，就可以既解馋，还不胖。

首先看配料表，配料表中有一个规则是用料越多，排名越靠前。

比如很多人爱吃巧克力，但配料表中排在第一位的通常是糖，而不是可可粉，这说明我们平时爱吃巧克力的现象，从更准确的角度来看，其实是爱吃糖。减肥尽量不要选糖过多的零食，过多的糖就意味着高热量。

其次就是选择添加剂种类少的，如配料表中的添加剂超过 20 种，那尽量不选择这种低营养的零食了。

再就是要注意看营养成分表的热量。

食品包装袋上都有营养成分表，第一项就是热量。高热量的零食几乎都是每份超过 400 千卡，甚至顶上一整顿饭的热量。如果实在要吃，就选择 100 克热量低于 300 千卡的零食。

最后还有一项，配料表中不要有"氢化油""植物油脂""代可可脂""植物奶油""植物起酥油"等反式脂肪酸的成分。

减脂期间具体有哪些推荐的零食呢？

1. 优先推荐零食

蔬果干、海苔片、蟹棒、零卡果冻、原味坚果、豆制品、天然风干牛肉干、低卡蛋白棒等。

如果嘴馋了，这些零食可以当加餐吃一些。

2. 限制推荐零食

黑巧克力、全麦饼干、奶片、鱿鱼丝、葡萄干等。

这些零食适合少量食用，一小片，一小块，适可而止。

3. 避免食用零食

薯片等膨化食品、糖果、果脯、蛋糕、白巧克力、黄油饼干、辣条、雪糕等。

再跟大家分享我平时喜爱的零食组合，也让大家清晰了解用量。

- 一小块黑巧克力＋十颗坚果（开心果、杏仁或腰果）。
- 一小把蓝莓＋一杯无糖酸奶，这样搭配可以很大改善无糖酸奶的口感。
- 一小袋低盐海苔＋十颗圣女果。
- 全麦纤维饼干＋一杯无糖花茶，很不错的下午茶搭配。
- 一根香蕉＋两个茶叶蛋。

最后我要再提醒一下大家，不要在饭前去逛便利店，饥饿的时候人会不自觉买很多零食，不要挑战自己的自控力。

饮料果汁：
注意，别把
热量喝下去！

很多小伙伴喜欢喝饮料和果汁，有的甚至把饮料当水喝，认为饮料没有什么能量，这是一个非常大的误区。

虽然饮料的能量密度不大，但是喝得快，咕噜咕噜一瓶就下肚了，尤其是在外面吃饭无意识就配上一罐饮料，或者外卖点单也会点上一瓶饮料。

一听 250 毫升的可乐能量是 107 千卡，相当于半碗米饭，而一些人一天喝 3~4 听都是很常见的。再如随处可以买到的柠檬茶饮料，500 毫升的瓶装含有 260 千卡能量，相当于一碗半米饭了。

还有果蔬汁，比如最常见的橙汁，一般 100 毫升都会有 40~50 千卡能量，250~600 毫升瓶装不等。除了能量不低以外，果汁里也已经没有了新鲜果蔬含有的食物纤维，我们更多只是摄入了糖分。也就是说，本来是为了身体健康才选择喝果汁，结果反而导致热量盈余和血糖上升。

对于经常喜欢喝饮料的朋友们来说，饮料很可能是你摄入能量的主要来源，不容小视。

我猜有的小伙伴看到这里可能会想，那我喝低卡路里饮料可以吗？再不济我喝零卡路里的饮料总可以了吧？

这里，我先说一下低卡路里饮料。

根据《食品营养标签管理规范》，低卡路里的标准是每 100 毫升 20 千卡以下。也就是说，一瓶 500 毫升的饮料，最高可以含有 99 千卡能量，仍然符合低卡路里的标准。

这样一来，低卡路里的饮料如果喝多了，其实也很容易摄入不少额外的能量。尤其在夏天，很多人运动完会很想喝东西，来两瓶低卡饮料，摄入的能量也差不多 200 千卡了，相当于运动消耗的大部分能量已经被抵消了。

再来说说零卡路里的饮料。100 毫升含有 5 千卡以下能量的食品或者饮料，可以标注为零卡路里。

比如零度可乐中不含白砂糖，所以的确是没有能量了，取而代之的是阿斯巴甜、安赛蜜和蔗糖素这样的人工合成甜味剂。

阿斯巴甜的甜度相当于蔗糖的 200 倍。其实，1 克阿斯巴甜含有 4 千卡能量，但是因为它确实太甜，所以一瓶可乐中阿斯巴甜的量很少，相应的能量也就忽略不计了。安赛蜜在人体中不代谢、不吸收，所以它"是什么样进来的，就什么样出去"。因此，它并没有能量，也没有营养，唯一的存在感就是"有点甜"。蔗糖素的甜度相当于蔗糖的 600 倍，在人体内也是几乎不代谢的，因此也可以认为不含能量。

零度可乐用这三种甜味剂取代了糖类，所以做到了不含糖但依旧是甜的。不过三种甜味剂各有各的甜法，所以需要以一定的比例配合，才能接近普通可口可乐的味道。

虽然喝零卡饮料不会增加身体脂肪，但会使我们不满足于其他食物天然的味道，同时使我们在味觉以及精神层面上都对甜味变得迟钝。

此外，还有研究指出，人工甜味剂会刺激食欲，让人吃更多其他食物，导致间接变胖。

所以从长远来看，经常喝零卡饮料可能对减肥和健康都不利。

对于加工果汁和饮料，我的建议是尽量少喝。但我们自己在家里用榨汁机榨的纯天然果汁是非常营养健康的。不过减肥期也依旧要控制摄入量，最稳妥的方式是直接吃水果，毕竟吃 3 个橙子的饱腹感要比喝 3 个橙子榨出的果汁强多了。

健身补剂：
蛋白粉、左旋肉碱、维生素，减肥到底需要吗？

我还记得第一次在美国进健安喜（GNC）补剂店的场景，那时我是去给国内的朋友代买葡萄籽补剂的。刚进去我就震惊了，我被四面摆得满满的瓶瓶罐罐的墙给包围了，感觉自己好像进入了一个未来人类世界一样，一个不需要吃饭、只用吃药片就能存活的世界。

当时我就想，天啊，怎么会有这么多种类型的补剂？到底是给谁吃的？我们真的需要这么多补剂吗？

后来我问店员葡萄籽在哪里，并让她给我介绍了一番，她跟我解释了葡萄籽补剂的功效。我自己原来根本都不知道这种东西，只是帮朋友代买才过来，结果结账的时候居然多带了两瓶给自己。

不过，用完那两瓶之后，我再也没有用过葡萄籽补剂了。之后，我也几乎没有用过任何除了蛋白粉之外的补剂。

那我先来讲讲乳清蛋白粉吧。乳清蛋白是从牛奶中提取的蛋白质。当然，也还有一些植物蛋白粉，比如大豆蛋白粉就是从大豆里提取的。

我们知道很多健身增肌的人会吃蛋白粉，原因是大量的力量训练会破坏肌肉纤维，这时就需要补充比平时更多的蛋白质去修复破损的肌肉，这样有利于恢复，人也会变得更健壮。

例如一个70公斤的人想要维持正常体重每天摄入60~70克的蛋白质就可以了，而如果他进入增肌期，那么蛋白质摄入量就需要增多一些，这时每天摄入80~120克，这样相比之前每天要多出来几十克蛋白质。如果这些蛋白质全从食物中获取，价格就比较高，而且准备食材也会更耗费时间。这时候，蛋白粉就可以作为一个性价比比较高的补充方式。

但一般减肥人群或者普通运动人群的那点运动量其实并不需要吃蛋白粉，只要保证饮食丰富多样，摄取食物当中的蛋白质就足够了。而且，食物带给人的心理享受和感官刺激，是蛋白粉所不能替代的。如果觉得平时蛋白质摄入比较少，例如三餐都以碳水类食物为主，那就可以适当补充蛋白粉，建议就在运动后喝一勺半勺就行了。

蛋白粉都有各种口味，泡牛奶喝口感不错，用来代替奶茶饮料倒也会是不错的选择，还能减少对甜食的欲望。

接下来说一下左旋肉碱。

左旋肉碱的名气就很大了，很多人称它为"减脂神剂"，觉得是一种很有效的减肥品。它到底有没有这么神呢？

首先，左旋肉碱不是减肥药，它是一种类似维生素的营养物质，在人体内是可以被少量合成的。平时大家吃的肉类中就可以摄入，但一般人只会从膳食中吸收约 50 毫克。

左旋肉碱最出名的功能是促进脂肪酸的利用。简单来说，它就是一种载体，促进脂肪进入线粒体进行氧化分解，消耗更多比例的脂肪。因为脂肪如果不进入线粒体，就不能很好地被消耗。

但是，左旋肉碱只是搬运工，至于到底消耗多少脂肪，不取决于左旋肉碱的多少，而取决于你的运动量。这就好像请了一堆搬运工来盖楼，却没几块砖头可搬一样。所以，人如果不运动，光有左旋肉碱没啥用。一般的上班族和减肥人群的运动量就算使用左旋肉碱了，效果也可以忽略不计。

只有在运动量很大的时候，比如运动员和健身选手，能量消耗多才有可能出现左旋肉碱供不应求的情况，这个时候，额外服用左旋肉碱有利于消耗更多脂肪供能。

再来说一下维生素补剂。维生素是人为了维持正常生理机能而必须从食物中获取的微量有机物。它既不提供能量，也不是构成身体组织的原料，而是一种调节物质。大部分人只要饮食均衡、种类丰富，是不需要额外补充维生素的。

因为大量运动使肠胃对维生素的吸收能力下降，体内维生素的周转率加速，运动能量消耗突然增加也会增加对维生素的需求。

另外，减肥人群由于减少了食物量和能量的摄入，也会有维生素补充不够的现象。尤其是那些采取单一减肥饮食方式或者大幅减少能量摄入的人，比如只吃某一种代餐，或者长期不吃主食，又或者能量差设置得太大等。

只要减肥期能量缺口不大（300 千卡以内），并且食物种类也比较丰富的情况下，一般是不会造成维生素缺乏的。但减肥期如果有下面的现象就可以考虑补充维生素。

1. 脱发

可以适当补充维生素B_2、维生素B_6、维生素D、维生素E，这些都能促进头发生长。

2. 纯素饮食

有的维生素在植物中比较少，所以素食者必须补充维生素B_{12}和维生素D。

3. 口腔溃疡

维生素B_2和维生素B_{12}有助于口腔溃疡的恢复。

4. 体重下降过快

这种情况一般也是水分流失比较多，进而容易造成维生素C的流失，可以适当补充维生素C。

5. 长时间有氧运动

为了避免运动过程中所产生的自由基对身体造成伤害，可以补充维生素E抗氧化。

维生素的补充最好还是选择自然的食物，不过如果嫌麻烦或者没有时间，也可以使用维生素补剂。但根本没必要花几百元买那些大牌维生素保健品，去药店买维生素片就可以，一瓶也许只要几元。几元和几百元的维生素在本质上其实没有什么差别。

总结一下，对于补剂，我觉得人人都不应该依赖。补剂从名字就能够看出，它们只是对日常饮食的补充，只有当你确实无法在日常饮食中获取自己需要的营养物质的时候，才需要补剂的辅助去满足身体所需。因此，搭配好日常饮食永远是更重要的部分，只要你日常饮食合理、全面，那不使用任何补剂也没问题。

而对于减肥，补剂没有办法额外帮到你，咱们还是坚定走天然减肥法吧。

水：

这是人人适用的最佳减肥饮品

前面我们说了减肥期应该尽量避免喝加工果汁和饮料，因为里面的营养素早就不剩什么了，摄入的基本是糖分。如果要喝果汁，最好是用水果自制的，不过即便自制果汁会更健康，也不意味可以随意喝，喝多了热量也容易超标。酒则是人人都应该避免的饮品。

那其他的饮品在减肥期怎么样喝呢？比如咖啡、茶、柠檬水、牛奶之类的呢？

先来说一下咖啡。不加糖和奶的黑咖啡，热量接近于零，所以是适合减肥人群喝的。适量饮用咖啡还能降低多种慢性病的风险，而且喝咖啡令人兴奋，运动前喝咖啡，还能促进脂肪燃烧。不过黑咖啡毕竟口感不怎么样，大部分人是喝不习惯的，而且考虑到咖啡因代谢时间的问题，不建议大家在下午 3 点以后饮用，不然可能影响睡眠。另外，心脏和肠胃敏感的人也不建议喝咖啡。

所以，黑咖啡本身虽然没有什么热量，但是并不是所有人都适合的。我自己一般只会在早晨起来比较困的时候买一杯咖啡。

然后说一下茶。咱们周围很多人都有喝茶的习惯，虽然茶叶本身是有热量的，比如绿茶 100 克含有 300 多千卡热量，但是不加糖和任何配料的茶水是几乎没有热量的。茶叶中含有茶多酚这种能够起到保健功效的物质，具有抗氧化、降低心血管疾病发病率等效果。

不过茶叶中也含有咖啡因，因此同样不建议在下午或者晚上喝太多。

总体来说，茶叶是很适合减肥人群饮用的。

接下来说柠檬水。现在大家去很多餐厅都有免费的柠檬水提供，柠檬水比较受女生的欢迎。纯的柠檬水几乎没有热量，而且餐前饮用有助于促进消化液分泌。但是有胃溃疡的患者不建议饮用，如果平时喝的话建议冲得特别淡。

再说一下牛奶。纯牛奶由于含有比较高的脂肪，因此减肥期是不太推荐大家多喝的。可以换成低脂或者脱脂牛奶，这样一来热量就降低了30%~60%。因为我们主要希望获取的还是牛奶中的蛋白质。不过，对于大多数国人来说，空腹喝太多牛奶容易出现乳糖不耐受，如果是这种情况，最好是佐餐饮用。

最后说一下水。水本身是没有热量的，适合任何人在任何时间喝。减肥的人群更要多喝水、喝够水。身体补充了足量水分后会有非常多好处，包括：能帮你在健身的剧烈运动中恢复，能通过液体形式清除体内的废物，能让你的肌肤变得饱满、充满光泽，可以增加饱腹感促进脂肪消耗，改善便秘问题等。

那如何判断自己是否喝够了水呢？最简单的方法就是观察自己尿液的颜色。如果尿液清澈或者是很淡的黄色，说明补水充分；如果是黄色或者深黄色，就说明身体处于缺水状态。不过，如果服用了某些维生素补剂，可能会改变尿液的颜色。另外，每公斤体重对应30毫升的饮水量也是比较好的保证自己饮水足量的方式，比如我体重为80公斤，每天就要喝2.4升水。

我自己比较喜欢喝冷水，因为冷水能刺激食物，提高食物热效应，而且身体需要把这些水加热到接近体温，这本身就会消耗更多能量。假如我每天喝2升冷水，能额外消耗70多千卡，长期下来，这个数字也会很惊人。所以，我会把水当作负能量饮品。

总之，对比了上面常见的饮品之后，我们了解到水才是最适合减肥期的饮品，人人适用且不限量，如果肠胃受得了，我推荐大家喝一定量冷水。

参考文献

1. 中国营养学会, 葛可佑. 中国居民膳食指南精编版 [M].北京：人民出版社，2011.

2. Williams, Melvin, H. ,Anderson,D.E., Rawson,E.S., Nutrition for health, fitness & sport [M]. McGraw-Hill,2012.

3. Yeomans, M. R., Effects of alcohol on food and energy intake in human subjects: evidence for passive and active over-consumption of energy [J]. British Journal of Nutrition, 2012, 92(S1): S31.

4. Wang, Q. P., Yong, Q. L., Zhang, L., Wilson, Y.A. Neely ,G. G. et al., Sucralose promotes food intake through NPY and a neuronal fasting response [M]. Cell Metabolism, 2016,24(1): 75-90.

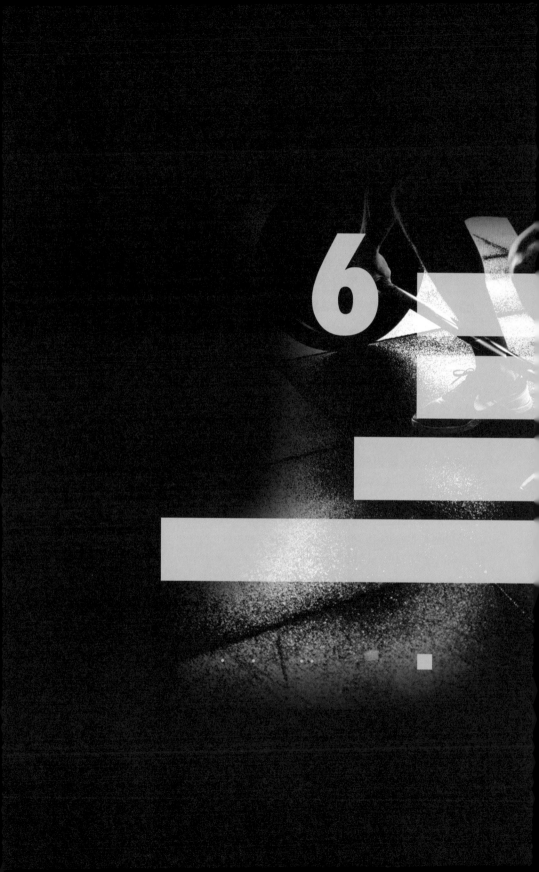

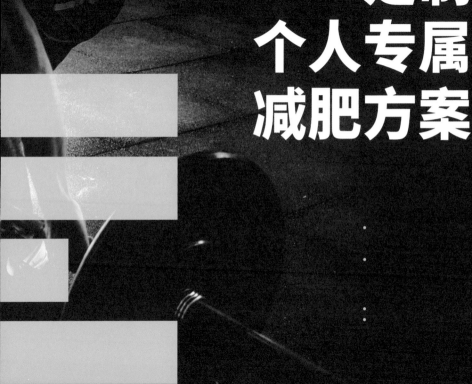

个人专属
减肥方案

营养标签：

读懂营养标签，自由掌控体重

三

第一章我们就说到严肃减肥必须搞懂能量，在手把手带大家制订自己的减肥饮食方案之前，我们还要了解食物能量的计算方式。

这里我通过营养标签（或者叫作营养成分表）说明一下食物能量的计算方法。

首先，食物的能量是由三大营养素加起来的总能量构成的。

我们再回顾一下能量换算有几个单位。常用的能量单位是千卡，在中国是千焦（kJ），1千卡约等于4.2千焦。

1克碳水化合物和1克蛋白质都会提供4千卡能量，1克脂肪提供9千卡能量。

几乎所有有正规包装的食物都会有营养标签的。作为普通减肥者只需要基础的一些知识就足够了。

我们就拿大家都经常可以买到和喝到的牛奶为例。

一般在食品包装的侧面或背面都可以看到营养标签。

比如，这是一盒常见的 250 毫升的纯牛奶。

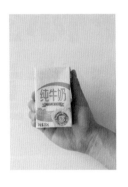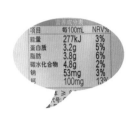

在营养标签第一行写的是每 100 毫升纯牛奶的营养信息，旁边的 NRV 全称是 Nutrient Reference Values，翻译为营养素参考值，指的是食物营养标签中营养成分标示应当以每 100 克（毫升）和/或每份食品中的含量数值标示，并同时标示所含营养成分占营养素参考值（NRV）的百分比。说大白话就是这个成分占每天摄入值的百分比。能量和营养素对应的参考值可以看表 6-1。

表 6-1　能量与营养素参考值表

营养成分	NRV/天
能量	8 400 千焦或 2 000 千卡
蛋白质	60 克
脂肪	≤60 克
饱和脂肪酸	≤20 克
胆固醇	≤300 毫克
总碳水化合物	300 克
膳食纤维	25 克

营养成分	NRV/天
维生素A	800 微克视黄醇当量
维生素D	5 微克
维生素E	14 毫克 α–生育酚当量
维生素K	80 微克
维生素B$_1$	1.4 毫克
维生素B$_2$	1.4 毫克
维生素B$_6$	1.4 毫克
维生素B$_{12}$	2.4 微克
维生素C	100 毫克

*蛋白质、脂肪、碳水化合物供能分别占总能量的 13%、27% 与 60%。

理解了这个表我们来看纯牛奶营养标签第二行的能量，100 毫升纯牛奶的能量是 277 千焦，也就是约 66 千卡，NRV% 是 3%，什么意思呢？

这里的 3% 是由 277÷8400≈3% 得来的，也就是说你喝了 100 毫升的纯牛奶，也就相当于吃了一天总能量 8400 千焦（约 2000 千卡）的 3%。

但是，这盒纯牛奶是 250 毫升，所以总能量是 692.5 千焦，也就是约 165 千卡，这样一盒纯牛奶的 NRV% 就是 8% 了。

所以一定要看清楚第一行的单位！一般包装食品的营养标签都是以 100 克（毫升）为单位，但是也有以 50 克（毫升）为单位的，或者是以每份为单位，这些一定要注意！

同理，营养标签里的蛋白质、脂肪、碳水化合物以及钠和钙的含量和 NRV% 也是一样计算的。

纯牛奶的能量等于蛋白质、脂肪和碳水化合物的能量之和。我来演示一下计算。

100 毫升纯牛奶的蛋白质是 3.2 克，蛋白质含有的能量就是 3.2 克 × 4

千卡/克=12.8千卡。

脂肪是3.8克，脂肪含有的能量就是3.8克×9千卡/克=34.2千卡。

碳水化合物是4.8克，它含有的能量就是4.8克×4千卡/克=19.2千卡。

于是纯牛奶的总能量=蛋白质+脂肪+碳水化合物=12.8+34.2+19.2=66.2千卡，约等于第二行的能量，就是这样算出来的。

我们计算的结果与产品标示的结果存在少量误差是正常的，因为计算能量时是通过较为精准的碳水化合物、脂肪、蛋白质的测量结果，如取小数点后三位，而产品标示出来的结果一般为小数点后一位。比如，脂肪如果测量值为3.850，四舍五入标注成3.9，那么就会有0.45千卡的误差了。

我们再来看看一盒250毫升的脱脂牛奶。

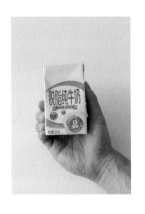
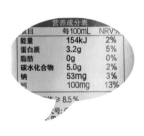

脱脂牛奶顾名思义就是去除了脂肪的牛奶，蛋白质、碳水化合物和其他成分基本上变化不大。由于脂肪的能量密度很大，去除了脂肪，能量就会低很多。

100毫升脱脂奶的能量约是36.7千卡/100毫升，一盒约是91.8千卡，要远低于纯牛奶的165千卡。

最后，再来看看很多人爱喝且觉得很健康的酸奶。

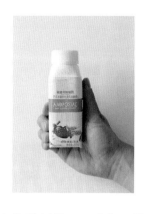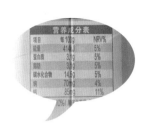

100 克的酸奶是 414 千焦，即 98.6 千卡的能量，几乎是脱脂奶的 3 倍！比纯牛奶也要高差不多 30%！

酸奶的能量为啥这么高呢？看看它的营养标签和配料表就知道了，其实蛋白质和脂肪都还略低于纯牛奶，但是碳水化合物的含量高出了 3 倍！这是因为很多商家为了让酸奶更甜、更好喝添加了很多糖，尤其是白砂糖，就导致了酸奶的糖分大增，能量也大大提高了。

实际上，牛奶发酵成酸奶本来是更好的，含有一些益生菌，另外，酸奶发酵后一部分乳糖转化成了乳酸，也降低了乳糖不耐受的风险。只是我们日常生活中能买到的酸奶经过加工后，就不再是真正意义上的健康酸奶了。所以，大家以后一定要警惕酸奶陷阱，买之前先看看配料表和营养标签，尽量选择不加糖的。

怎么样？是不是觉得看似相似的几款奶制品，里面的成分差异还是挺大的吧。关于营养标签的介绍就到这里。

因为市面上大家能买到的食物基本都有营养标签，没有的也能从网上查到营养素构成，所以学会看懂营养标签很重要。有了以上的一些基本知识，下面我就可以带大家制订饮食计划了。

饮食方案：
四步为自己量身打造减脂饮食计划

第一章的时候我们说打破能量平衡是体重增减的本质。

当我们从食物中摄入的能量过多，超过了身体的消耗能量，能量就会以少量糖原的形式储存在肝脏和肌肉里，其余的几乎完全转化为脂肪，储存在全身各个部位。

因此，只要摄入能量不超过消耗能量，无论你每天吃什么，薯条、炸鸡还是冰激凌也好，人都不会变胖，因为能量已经被消耗掉了。反之，哪怕你每天吃的食物都是很健康的，但是超过了每天的消耗能量，那依旧会长胖。

所以，身体有能量盈余，就会有脂肪的堆积，消耗身体脂肪，减肥就要制造能量缺口。

那减少1斤身体脂肪需要制造多少能量缺口呢？

大概是3 900千卡。

为什么是3 900千卡？前面不是说1克脂肪提供9千卡能量吗？那500克脂肪应该是4 500千卡能量呀？

没错，如果是纯粹的脂肪那应该是每斤4 500千卡，不过脂肪组织本身也是含有一些水分的，其余的是纯脂肪，大概是80%，因此，1斤身体脂肪大概含有3 900千卡能量。

所以，当我们摄入能量和消耗能量缺口达到3 900千卡就减掉约1斤脂肪。

那如何才能制造能量缺口？我们首先应该知道自己每天需要吃多少。

这样一来，先要计算每日消耗的总能量。

通过前面的内容，我们了解到人每天消耗的能量主要由三部分构成：基础代谢率、食物消化吸收所需能量以及日常体力活动的消耗。

所以，第一步是计算基础代谢率（BMR），我们用比较简单的欧文（OWEN）公式：

女性的BMR = 7.18 × 体重（kg）+795，单位是千卡。

男性的BMR = 10.2 × 体重（kg）+879，单位也是千卡。

第二步是将计算出的BMR乘以活动系数就可以得出每日消耗总能量了。

如果你是久坐族，几乎不动，那你的活动系数就是1.1，相当于你每天的消耗基本就是比基础代谢略高一点。

如果你每周能固定运动1~2次，强度中等，那活动系数自然就高一些，可以乘以1.2；如果每周能固定运动3~5次，那活动系数就可以再高一点，可以乘以 1.3；如果每天都做高强度运动，那可以乘以 1.5。

例如：我的体重是 80 公斤，我的基础代谢率用公式算出来就是 $10.2 \times 80 + 879 = 1\,695$ 千卡，我每周运动 4 次，活动系数就是 1.3，所以，每日消耗能量 $= 1\,695 \times 1.3 \approx 2\,204$ 千卡。

这个就是我每天大约消耗的总能量，这里说明一下，在计算消耗能量的时候是不需要考虑食物消化所需的能量部分的，因为这个部分占比不大，而且计算起来太复杂，误差还很大。

现在我们知道自己每天消耗多少能量了，所以如果要减肥，那每天摄入的食物能量低于这个量就可以制造能量缺口了。

那我们如何确定摄入能量低于消耗能量多少为合适？一般来说，减肥期每天摄入和消耗的能量缺口在 300~500 千卡是安全健康并且可持续的。

当然，缺口越大，减肥的速度也会越快。但缺口过大，会对身材造成损伤。

为了方便，我们都用 500 千卡的缺口，这样一来，每 7~8 天可以减少 1 斤脂肪，还记得为什么吗？因为 1 斤脂肪的能量是 3 900 千卡。

所以，第三步是在计算出的消耗能量的基础上减去 500 千卡，就是减肥期每天的摄入能量了。

打个比方，我现在想要减肥，那我每天的摄入能量就是在 2 204 千卡的消耗能量基础上减去 500 千卡就可以了，也就是 1 704 千卡。

再用这个摄入能量除以 3 等于 568 千卡，也就是每天三餐可以吃的能量值。如果你一天吃 4~5 顿，同理就除以 4 或者 5。这样就可以知道自己大致一顿吃多少了。

不过，可能有的小伙伴会有疑问，那我每餐吃的量不一样怎么办？

其实没有关系，只要一天的摄入能量不超过你算出来的摄入能量就可以了。比如，有的人早餐吃不下，中午和晚上吃多点也没事，保证一天的总量不超就行。

第四步要根据摄入量搭配自己的饮食。

普通人每天的食物摄入能量50%~60%来自碳水化合物，10%~30%来自蛋白质，20%~30%来自脂肪，然后，将每天摄入的能量平分到三餐中去。

这里以碳水化合物、蛋白质和脂肪能量的比例为 6：2：2 为例。还是用上面的例子，我减脂期的每日摄入能量是 1 704 千卡，那碳水化合物应约占 1 022 千卡（1 704×60%），蛋白质应约占 341 千卡（1 704×20%），脂肪应约占 341 千卡（1 704×20%）。

所以，每天就需要摄入碳水化合物约 256 克、蛋白质约 85 克、脂肪约 38 克。再平分到每日三餐大约就是 85 克碳水化合物、28 克蛋白质和 13 克脂肪。如果是一天吃 4 次，那就是 64 克碳水化合物、21 克蛋白质和 10 克左右脂肪。由于我工作比较忙，忙起来也不太喜欢被打断，所以我一般是一天吃三餐，有的人如果下午容易饿可以吃一顿加餐。

碳水化合物其实就是主食，比如玉米、红薯、土豆、米饭、米粉、面条和面包等，如果有条件尽量选择粗粮类主食。

蛋白质主要来自鸡肉、精瘦猪肉、牛肉、海鲜、鱼肉、牛奶、鸡蛋和豆类等。

脂肪在肉类、油当中已经含有一部分了，因此，我个人建议不用刻意去计算脂肪的摄入，也无须增加脂肪的摄入。况且，我们除了正餐之外偶尔也会吃点别的。

除此之外，每天的正餐都可以加上绿色蔬菜，增加饱腹感和营养元素。

我猜很多人想问，每种营养素的量是算出来了，那具体要怎么才能根据计算出来的这三大营养素去安排自己的饮食呢？这就需要使用食物秤和食物热量搜索。

我给大家演示一下。我减脂期每天需要摄入碳水化合物256克、蛋白质85克、脂肪38克，我会先上网搜索主食的热量，比如糙米的热量，这样就会得到100克生糙米含有碳水化合物76克、蛋白质7.2克和脂肪2.4克（由于糙米种类有所差异，所以不同平台查询的数据也会有一点差异，以上数据仅作为参考）。

为了摄取够每天的256克碳水化合物，我需要准备330克糙米，这个很简单，用食物秤称量一下即可。而这些糙米同时还提供了24克左右的蛋白质和8克脂肪。

然后为了补足每天85克蛋白质，还要尽量从肉、奶、蛋中摄取60克左右，我会搜索肉类的热量，比如三文鱼的热量，就会得到100克三文鱼含有碳水化合物0克、脂肪5.9克、蛋白质21.6。这样300克左右的三文鱼就能提供60多克蛋白质了，还有约18克脂肪。

于是，我的碳水化合物和蛋白质的摄入量就已经达到了，然后脂肪离38克还差12克，反正我做菜的时候也会放一点油，所以就不用再计算了。

我上面只是举个例子，如果大家吃别的主食或者其他肉类蛋奶也是一样的算法，先去网上搜索，然后准备食材的时候称量。其实用不着那么准确，大致称一下就可以了，因为中间多少还会吃点东西。

我教大家一个比较通用且简单的法则，一般100克生的米和面都可以简单记为75克碳水化合物，100克精瘦肉类的蛋白质含量都可以简单记为20克蛋白质，脂肪和蛋白质不计算，绿色蔬菜的热量也不用去计算。

如果觉得计算热量还是太麻烦，在这里再推荐我自己发明的一种估算食物量的方法——"一拳一掌"。每餐吃一份自己拳头大小的碳水化合物食物，也就是主食，再吃一份自己手掌大小的蛋白质食物（精瘦肉类、海鲜或者鸡蛋和豆制品），无油绿色蔬菜随意吃到饱。

比如，一拳主食，饭不能过于紧实或成尖堆形式。

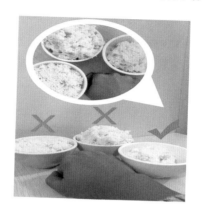

荤菜（蛋白质为主的食物）为一手掌的量，青菜（少油，少盐）可以多吃。

一掌鸡胸肉

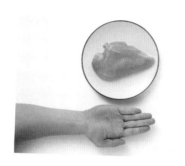

一掌精瘦牛肉

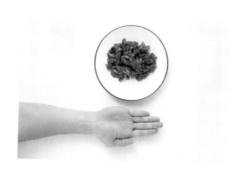

一掌鳕鱼

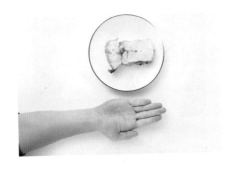

一掌豆腐

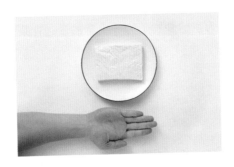

总之，每餐就是一掌各种肉类加起来就行。

那大家可能会有疑问："一拳一掌"方法背后的原理是什么？到底是怎么来的？

其实这是一种简单粗略的衡量食物量的方式，省去了称重和计算卡路里。

首先，每个人每天的总消耗大概就是 1 500~2 000 千卡能量，而减脂期的女生每餐吃 400 千卡，男生每餐吃 500 千卡，都是有足够能量缺口的，然后碳水化合物、蛋白质和脂肪提供能量的比例一般为 6：2：2 是比较合适的，所以每餐饭碳水化合物应该大约是 250~300 千卡，蛋白质和脂肪分别是 80~100 千卡，这么一来换算成克数大约就是碳水化合物 60~80 克，蛋白质 20 克，然后脂肪 10 克左右。

而一拳头熟的主食面包含的碳水化合物基本就是 60~80 克，然后一手掌的精瘦肉类里含有的蛋白质大约就是 20 克，10 克脂肪没有必要刻意去加入每顿计算。

　　这样一来，每个人根据自己的拳头和手掌来估算出的食物差不多就符合每餐的能量和营养素比例。

　　称量好这些食材后可以当天分次烹饪，也可以一次性烹饪，然后用饭盒分装好。

下厨烹饪：
如何快速做出
美味减脂餐？

下面我来实际演示一下我一次做多餐的快捷方法。我一般会一次性做两天4顿减脂餐。

为什么是两天4顿减脂餐而不是6顿呢?

因为我们的早餐一般都能够快速解决，比如喝个牛奶、吃个鸡蛋、吃点水果或者吃两片面包，这就已经很健康了，而且热量也很低，完全用不着开火。

而点外卖和外食的时候通常都是午餐和晚餐，所以对减肥影响最大的也是这两餐，只要能够解决好午餐和晚餐的饮食问题，控制好热量摄入，减肥就肯定会成功。

因此，我通常是做两天的午餐、晚餐。我会提前采购好大概4天的量，然后先烹饪两天的食材，剩下的放冰箱储存。

以下就是我这次烹饪所需食材。

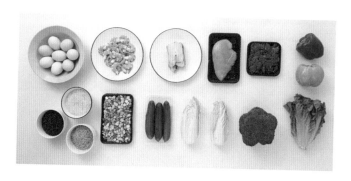

好了，咱们开始烹饪。

为了提高做饭效率，我一般会把准备好的几份肉类一起在锅中煮干，然后将肉转移到餐盘之后再煎炒，肉里没有水分会更好吃。

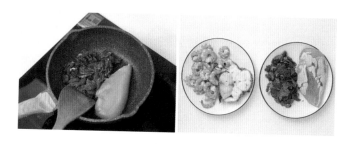

用这样大小的勺子往锅里加一勺油就足够了。

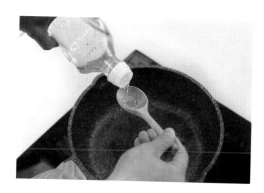

加热油后将需要煎炒的肉类放入锅中，调到中小火，然后撒少许盐和调料，比如料酒、酱油、天然胡椒粉、辣椒粉和孜然粉等。

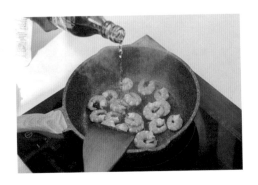

我的习惯是炒完一份肉取出用饭盒装好，先不洗锅，然后直接把下一份肉也放进锅炒，直到4份肉类都烹饪完。这样能够节省洗锅和加热锅之类的时间。蔬菜同样可以用这个方法煎炒。

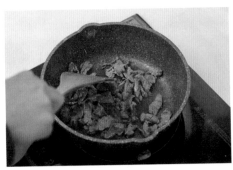

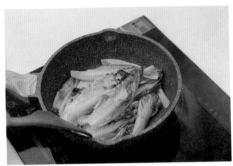

这是做好的 4 顿饭，稍微包装一下是不是看起来非常精致呢？

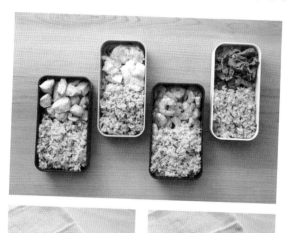

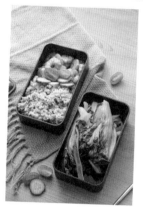 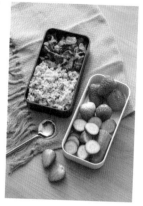

没想到减脂餐制作这么简单，做出来的食物这么好吃吧？

这个方法很多减脂训练营的学员都在用，你会发现苦哈哈的坚持根本不存在了。

外卖、食堂：
上班吃外卖、吃食堂也能瘦的方法

当然，说到这里，还是有很多人想问，那我点外卖或者吃食堂菜大多是荤素搭配的，该怎么办？我总不能把肉给挑出来量吧？

的确是这样，不过这里有几个原则可以配合大家去使用"一拳一掌"法，也是我自己在用的方法。

1. 太油腻的菜不要点。

像农家小炒肉、回锅肉，尤其是川味回锅肉、糖醋排骨、麻婆豆腐等。

这些都是重油、重盐的菜品。制作过程中需要大量用油，一般菜本身热量不高，而油的热量就已经远远超过菜了，不胖才怪。

凡是油炸的也别点，这个应该就不用多说了。

2. 如果你减肥期是在食堂吃饭可以这么做：

男生少一点儿饭，基本就是一拳米饭，然后可以点一个纯荤菜，再点两个绿色蔬菜；或者你可以点一个荤菜、一个荤素搭配的菜和一个绿色蔬菜；再者你可以点两个荤素搭配菜、一个绿色蔬菜。

如果是女生可以少一点儿饭，一个荤菜，再点两份绿色蔬菜；或者点一个荤菜和一个素菜；再者点两个荤素搭配的菜。吃食堂的饭时一定要过水。

3. 点外卖或在食堂吃一定不要点青椒和茄子，这两种蔬菜本身能量很低，但是非常吸油，即便是过水几次也是没有什么意义的。另外，肉类的皮也必须去掉，类似猪脚、鸡皮和鸭皮都尽量不吃。

能自己做饭对减肥来说当然是最好的，但现在的上班族几乎没有办法完全避免吃外卖或者外食。外卖最大的问题就是太油腻了，所以减少外卖油的摄入对身材的控制是十分关键的。

减肥记录：
正确追踪自己
的瘦身进度条

　　我身边有非常多的人，即使用了正确的减肥方法，但是由于他们自己并不了解减肥的速率和过程，错误地追踪自己的减肥进度，误以为自己正在使用的减肥方法无效，导致失去信心，最后放弃，然后复胖回来。每次看到这样的情况我都觉得很可惜，但好心去跟他们解释往往也是听不进去的。

　　事实上，了解并正确记录自己的减肥进程恐怕比减肥方法本身更重要。

　　前面说过，一个人每周减去自身体重的 1%（或者每周减去 0.5~2 斤的体重）是合适的，如果每周减重超过 3 斤就有一定概率会反弹（当然，一开始减肥会有水分下降，第一个月减去 10 斤以上也正常）。

比起很多外面的减肥广告标榜的一个月瘦 20 多斤，一个月如果只能瘦 4~8 斤听起来太不让人兴奋了，所以很多人觉得这根本不叫减肥。

每周减 1~2 斤体重，分摊到每天去测实际上是不太能觉察出来的。人体每天的体重变化主要是水分含量的变化，运动前后会有不同，进食前后也大不相同，有的人一天变化可达几斤。此外，不同体重秤还会有误差，这样就更加难判断了。

那应该怎么办呢？

我的建议是每隔两三天，早晨起来上厕所后空腹测体重，用同一个体重秤连续测量几周，然后在一个表格或软件上生成体重的趋势线，看趋势线的倾斜方向和角度，这样是比较准确的。

千万不要过度关注某一天的体重下降或者上升，有身体水分波动才是正常的。如果测了一个月后趋势线方向整体下降，就表示这段时期内体重减轻了，趋势线越陡峭说明体重下降越快，那么继续按照当前的饮食和运动方案继续进行就好了。

如果趋势线方向为水平或者上升，这个时候就需要重新审视自己的饮食和运动了。比如是不是自己没有严格遵循计划好的饮食？是否又多吃了零食没有记录到？是不是活动没有够？

除了以上的体重记录之外，还可以通过多变量组合观测减肥效果。我建议每周再测量一次身体各部位的围度（包括臀围、胸围和腰围），要保证每次测的位置一致。

测量围度的原因是有的小伙伴在运动中加入了力量训练（举铁），所以会有小部分肌肉增长抵消了脂肪的减少，导致体重暂时没有下降，但是由于肌肉的密度比脂肪高，所以身体围度还是会相应减少，变得更紧致。

另外，还可以每两周拍一次自己的正侧面照片，和之前的照片进行比较。

实际上，现在的我几乎已经不再看自己的体重了，我可能几个月、半年才称一次，平时我都是通过照镜子来看自己的身材保持得怎么样，只要腹部的脂肪厚度超过 2 厘米，腹肌开始变得不明显我就会调整饮食。当然，这个方法对于很多普通上班族可能不太适用，毕竟大家的体脂率可能还没有那么低。

总之，体重仅仅只是一方面，即使体重没变化，记录了围度和对比照片也可以帮我们更好观测减肥效果。

减肥真的是一场心理战，告诉自己要耐心、耐心、耐心。

平台期：

减肥期体重
停滞了怎么办？

体重下降的规律，减过肥的人都知道。在减肥的一开始，减重效果是特别明显的，尤其头几天如果大幅度缩减饮食摄入，不吃主食，一两天都有可能减去 2~3 斤。

因为人体内储存着 300~400 克糖分，身体会先消耗这部分糖，并且在糖减少的同时排出 1 000 克左右储存的水分（身体中，糖和水是混在一起储存的，大约是 1 克糖对应 3 克水），这样一下就能减少 2~3 斤体重了。

之后会消耗一部分蛋白质，然后才主要消耗脂肪，这个阶段没有太多水分丢失，体重下降就慢了。由于脂肪的热量密度很大，所以减肥期间如果每日保持 450 千卡能量缺口，那么就算全转化为脂肪也只有 50 克，也就是 0.05 公斤。这么小的数值想在体重秤上看出变化是非常难的

（何况每天的体重还有水分波动）。

因此，很多人在减肥一两周后发现体重停滞了，误以为自己进入了平台期。实际上，这只是因为没有了解体脂减少的规律，保持耐心，继续按照现在的计划进行就可以了。

还有的小伙伴如果在减肥期间进行大量力量训练（举铁），会让肌肉含量增加一些，也会平衡脂肪的减少，让体重下降暂时停滞。

但是，如果体重停滞现象持续了几周，那这个时候可能是遇到了平台期。什么是减肥平台期呢？

平台期可以用热力学第一定律来解释。人的身体会尽力达到能量平衡，"平台"就是这样一种平衡。简单地说，就是摄入能量与身体日常消耗能量再次持平，体重不变化了。

进入平台期的主要原因可能是以下几点：

第一个原因是身体对之前的运动产生了适应，逐渐减少消耗。当我们刚开始进行运动时，身体会在训练过程中消耗较多能量，然而一旦身体开始适应这种规律的运动，消耗就会逐渐变少。我们的身体是很聪明的，希望用最轻松、高效的方式去完成动作。

谁叫咱们的身体这么智能，经过漫长的进化，人的身体总是能够根据不同情况调整到最低的能量消耗模式（这就好比你的笔记本电脑和手机也可以调到省电模式）。

第二个原因是随着体重降低，基础代谢和日常消耗能量变少。因此，当摄入能量不变时，就可能无法产生足够的能量缺口，便会出现体重不降的情况。

第三个原因是人们有意或无意地错误估计了摄入或消耗的能量。可能是低估了自己的能量摄入或高估了运动消耗。

准确知道自己吃了多少能量的食物对许多人来说并不是一件容易的事，不自己做饭的话，能量就更难估计了。

我的学员当中外食的小伙伴减脂效果要明显不如自己做饭的小伙伴。很多人往往还高估了自己消耗的能量。虽然运动频率、持续时间和强度都会影响能量的消耗，但我们说过运动消耗并没有那么高，如果因为运动还多吃了，那起到的是反效果。

那出现了平台期应该怎么办呢？这里我给大家三个策略来突破平台期。

策略1：重新调整饮食摄入量

当体重减轻之后，日常能量消耗会减少，摄入的饮食能量也应该削减。这里我建议体重每减1斤，每天摄入的能量相应降低10千卡来跟进。

比如，一个从130斤减到了120斤的妹子，每天的能量摄入需要在原基础上减少100千卡（大约就是每餐少吃半碗米饭），这样才能维持能量缺口继续减肥，最好是把食谱根据当前体重重新调整一次。

策略2：重新调整运动计划

如果只靠减少饮食摄入，那后期可能无法产生足够的能量缺口，所以调整运动计划也是必要的。随着减肥的进行，心肺训练和抗阻力训练都要有所改变，不然身体适应了运动会减少能量支出。

要增加训练的整体强度，可以通过在训练中加入新的或者更多练习来达到，比如，现在是每天进行1~2轮的4分钟训练，之后可以增加到3~4轮。

策略3：增加饮水量

有时口渴也会被误认为是饿，所以要多喝水，特别是在饭前、饭后喝水能够减少能量的总体摄入，帮助我们达到能量缺口的状态，而且我们之前说过，多喝水本身就能增加能量消耗。比如，之前一个人每天喝水1.5升，后期可以增加到1.8升。

总之，能量摄入和消耗的再次平衡是减肥平台期产生的根本原因。只要持续保持能量缺口的状态，是并不会出现明显平台期的。如果遇到了平台期，可以通过减少摄入、增加身体活动或者双管齐下来调整。

节假日控体：
大小餐法
——帮你有
节制地"堕落"

減肥期还有一个时间上的劲敌就是节假日。我带过很多学员，平时周一到周五执行得好好的，也非常积极，结果一到周末或者节假日就没影儿了。节假日回归之后又开始自责、后悔，觉得要是放假不乱吃多好，一下又反弹了。

确实，很多减肥的人觉得平时已经控制了，周末、节假日应该放开点儿吃，但又觉得这样做就会胖回去，之前的努力不是白费了吗？体重又回到了减肥前，这不就是无限死循环了吗？

其实并非如此，只要你平时按要求做，周末放开吃一点，减肥效果不会反弹，而且你还能享受假期美食。

拿我自己来说，作为一个指导别人减脂塑身的导师，我自己的身材必须常年保持在很好的状态，这样才能有信服力。

因此，很多人就认为我必须常年节制饮食，这不能吃，那也不能吃。但实际上，认识我的人都知道，每次聚餐我都会吃非常多，有什么就吃什么，完全不控制，很多小伙伴告诉我，他们跟我吃饭完全没有压力，特别开心，打破了他们对健身老师的印象。

而且每次放假回家和家人吃饭我也都会吃很多，最后放下筷子的几乎都是我。为了不浪费食物，我一般会把做的所有菜吃完，也是因为我希望家人看到我吃得多觉得开心。

我把这种方式称为假期"有节制地堕落"，因为我非常清楚自己平时做得怎么样或者各种大餐之后的饮食要怎么去管理。长期保持身材和生活质量，就必须知道饮食如何长期管理。

首先，我建议大家让"佳节胖三斤"成为一种好的心理预期。这种刻意建立的心理预期很重要，也就是说如果我们要维持理想身材，应该给自己一个体重波动的范围，让自己有合理"堕落"的空间，这有助于身体和大脑放松，也有助于长期保持身材。

提前给自己打个预防针，告诉自己尽情享受假期同时增加一些体重其实并没有什么大不了。而且我认为这非常值得，毕竟难得有机会陪家人和朋友享受美食，这也是美好生活的重要组成部分，节后再减下来就行了。尤其对于那些身材已经很不错，平时很注意的人来说，适当放宽点，允许自己假期长几斤体重，享受美食的时候也不会有罪恶感。大家完全可以把假期当作平时执行良好饮食习惯的奖励。

健身里也有欺骗餐或者欺骗日，也就是说天天保持健康饮食是很难的，如果持续得太久，人也会崩溃，适当地放松自己的饮食要求不但不会影响健身减脂，还能维持身体的代谢水平，也让精神放松下来。

相信我，没有人会因为过了一个周末或者小长假，体形就严重走样的。很多人觉得自己节后胖了或者看到体重涨了很焦虑，干脆想放弃减肥。但我们之前说过，这是因为大量水分囤积导致体重暂时增加，节后恢复清淡饮食，几天就能减下来。

我猜你可能半信半疑，假期体重上涨不少，还是觉得增加的很多是脂肪呀。

为了打消大家的疑虑，我以 7 天的假期为例，我们来看看 7 天的假期到底能长多少斤脂肪。

以一个高 1.65 米、重 120 斤的普通女生为例，假设过节期间由于各种聚餐使得平均每天摄入热量增加到 3 000 千卡。这已经相当多了，差不多是 6 个巨无霸汉堡的热量，大部分妹子一天是吃不到这么多的（即使偶尔一两天能吃下，也不可能过节天天吃下这么多）。

那么，节日 7 天下来就是摄入了 21 000 千卡的热量值，减去她每天的基础代谢和消耗的 1 600 千卡，7 天一共消耗 11 200 千卡，这样多出来的 9 800 千卡（21 000–11 200=9 800）就算全部转化成身体脂肪是多少呢？

1 斤脂肪大概是 3 900 千卡的能量，因此，7 天下来就算每天都狂吃，最多也就增加 2.5 斤脂肪。而事实上，摄入的热量是不可能完全吸收转化成身体脂肪的，所以可能也就涨了不到 2 斤脂肪。而平时周末才两天就更不用担心了。

所以，很多朋友担心节后体重飙升就完全毁了之前的减脂计划，干脆直接选择放弃，其实根本没必要。

我了解到大部分人之所以放弃减肥，就是因为觉得克制了那么久减下来的体重，涨回来太容易，所以干脆不想再控制了。

现在你知道了，千万不要因为过节体重增加影响自己的心情，就算节后你的体重涨了 5~6 斤，其实只有 1~2 斤脂肪，超过一半多都是水分。

因为过节肯定会各种外食聚餐，摄入的大多为高碳水和高油盐，身体会暂时囤积水分造成人有点浮肿，很多人会以为是体重"反弹"或者进入了平台期。然而，节后恢复正常饮食和作息，一两周就能轻松清理掉过节堆积的水分和脂肪。

如果你明白了脂肪增长的速率和量，那么节日里心安理得享受下美食完全是没有问题的。

但是，也不代表你就可以随意放纵，敞开了去大吃大喝，我觉得大多数人将体重增长控制在 3 斤以内就可以，不要让自己长太多。

比如，有的人节后胖 8~10 斤就比较麻烦，短期内体重增加太多，之后再减肥成功的概率会大大降低，可能会受到惯性以及心理因素的影响。比如，有的人会在节后为了减重疯狂节食，这样基本上就进入死循环。

减肥期的人如果很想减少放假吃美食对减肥效果的影响，在这里我给大家支一着儿，这是我自己发明的"大小餐"法。

很容易理解，大餐就是一顿高热量的餐，然后小餐就是一顿低热量的餐。我个人会把一顿 200 千卡左右的餐作为"小餐"，超过 1 000 千卡的餐作为"大餐"，500~800 千卡的餐就是正常。

我举例来具体说明一下。

比如，一个普通女生的每日热量摄入在 1 500~1 800 千卡是比较合理的，如果假期放宽一些饮食的摄入条件，将摄入热量提升到 2 100 千卡，假期这个摄入热量其实也不会胖，那我们来看看她可以怎么安排吃。

如果她假期每天都只吃三餐不吃任何其他东西，而且每餐都吃一样多，那么每餐吃 700 千卡的正餐，这是很好办的，基本自己可以控制。

但是这种平均三餐热量一样的状况可能并不常见。

我相信放假期间大部分人都不会起很早，对吧？那这样一来其实很快就到吃午饭的时间了，所以早餐也不会吃太多东西。而且，我自身的体会和带学员的经验告诉我，大家早餐吃的都是三餐中最简单的，也许是因为刚起来没有那么好的胃口。所以，比较会让人摄入热量超标的其实是午餐、晚餐和三餐之间吃的东西。虽然早餐都没啥胃口，但是早餐又很重要必须吃，那不如就让早餐刻意吃得很少，只保证营养足够即可，这样可以把热量空间留出来给午餐或者晚餐吃好吃的。因为反正也不会有多少人把聚餐安排到早餐吧。因此，我建议假期早餐就是起床后过一会简单吃一个鸡蛋、一片面包加一杯脱脂奶或者一杯谷物奶昔，这样既营养而且热量摄入才不到 200 千卡，一天的总热量就能事先控制住一些。也就是假期的早餐是一顿"小餐"。

对于这个每日可以摄入 2 100 千卡的女生来说，她在当天还可以摄入 1 900 千卡。然后中午她出去吃好吃的，吃得比较多，摄入了 1 200 千卡，中餐就是一顿"大餐"，那么当天还剩下 700 千卡；接下来下午又喝了一杯 250 千卡的奶茶，还剩下 450 千卡；然后晚上她回家吃饭，吃了 450 千卡，这样一天正好就是 2 100 千卡了。

再比如，如果这个女生知道当天晚上有聚餐，聚餐后可能还要喝酒，那么她可以运用"大小餐"法去提前安排自己的饮食。早餐还是只吃 200 千卡的"小餐"，中餐也少吃点，吃 300 千卡"小餐"好了，下午到晚餐之间不吃东西，然后晚餐吃 1 200 千卡的"大餐"，之后喝酒吃一些零食还可以吃 400 千卡。这样还是 2 100 千卡，依旧没有超过热量摄入目标。

那你可能想问，如果她夜宵吃超了，比如吃了 1 000 千卡，导致她当天的总摄入超标了怎么办呢？其实也没关系，可以通过在第二天减少摄入热量来平衡。比如早、午餐可以分别只吃 150 千卡的"小餐"。

当然，我给出的是一种平衡总摄入的思路和方法，虽然你在外面是不可能准确知道吃的东西的热量的，也不可能一直在脑子里记得自己摄入了多少热量，但是你可以有意识地提醒自己，并且依照自己平时的量来调整。例如平时你正常吃饭是两碗饭，那你想这顿少吃可以只吃半碗饭。

要提醒的是，即便你之前吃了很多，但最好早、中、晚餐都保证吃点东西，不要完全跳过。这样能够稳定血糖，也不容易饥饿导致在之后吃更多。

总之，假期没有什么好怕的，完全可以放开吃点美食，也不会影响自己的身材，最重要的是掌握平衡和调整的方法。

另外，假期虽好，但是加以控制还是必要的，注意我开头写的"有节制地堕落"。虽然我们放宽了要求，但并不代表你的嘴可以去吞噬一切食物。

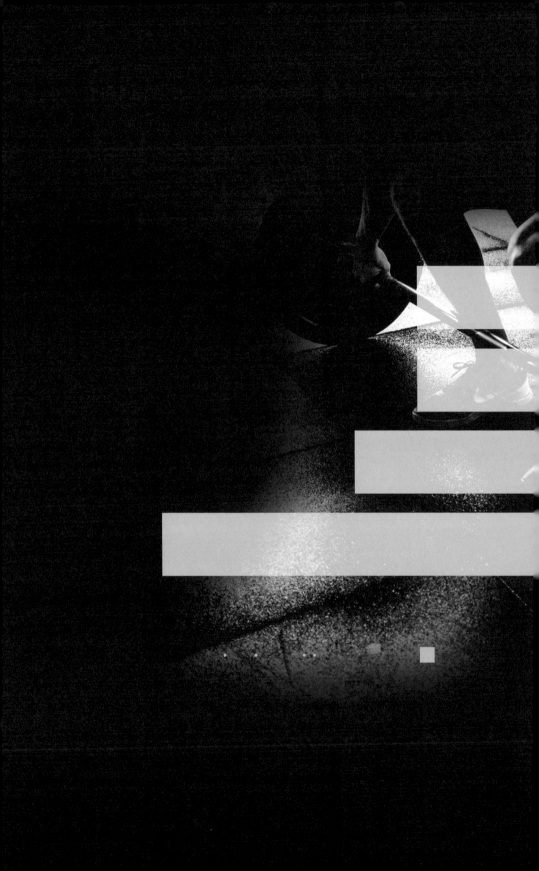

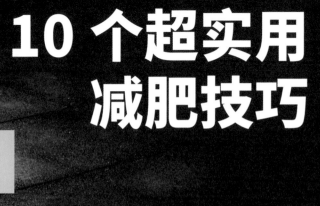

10 个超实用
减肥技巧

虽然减肥原理和系统吃、练的方法我都教给大家了，但是要想减肥效果更好，让身材保持得更容易，最好还要学会使用一些小技巧。接下来，我总结了 10 个实用、可操作性强的饮食和运动技巧，这些都是我自己和学员们也在使用的方法，希望能帮大家更轻松地应对肥胖。综合使用效果会更好哦！

用餐的 5 个技巧

饭前吃这些，有助于减肥

我推荐的第一种饭前吃的食物是香蕉，但最好不要早餐前空腹吃，午餐和晚餐前吃都没问题。我们都知道香蕉的糖分和GI（Glycemic Index，血糖生成指数）值在水果里都算比较高的，也比较甜，容易降低食欲。但香蕉的能量密度其实不算高，一根香蕉的能量大概是80千卡，两三根香蕉才相当于一碗饭，但它的饱腹感却真的很强。

香蕉中还有一些对减肥帮助很大的物质，比如香蕉中含有较高浓度的色氨酸，这是一种人体必需氨基酸，在人体内可以转化成血清素，所以色氨酸被认为是"血清素前体"。血清素可以抑制食欲，而且血清素又会转化成褪黑素，可以使棕色脂肪增加，让人不容易胖。

再如香蕉中的胆碱，这是一种能够加速脂肪分解的有机物质。所以想减肥的人可以饭前吃根香蕉，然后吃饭就不会狼吞虎咽了。

这里推荐一个简单又好吃的方法，如果是冬天，将香蕉去皮后放入微波炉中用高火热 1~3 分钟后再取出，超级好吃、超级香甜，基本上你就不会对甜食有极度渴望了，之后正餐也不会吃很多。

如果是夏天，将香蕉剥皮冰冻一下，它的口感和冰激凌就很像，而且甜度不高，没有平常吃的冰激凌那么甜。化开之后，口中会充满变软后的香蕉的味道，非常奇特。另外，冷冻后食物的GI值还会进一步降低。

如果觉得一根香蕉太多，可以吃半根，然后剩下一半放冰箱冷藏或者分给朋友吃也可以。

第二种可以饭前尝试的食物是糖。没错，就是平时吃的糖果。你有没有这样的印象，小时候放学在校门口买糖吃，回家以后吃饭就吃不下很多，妈妈可能就会问你怎么吃不下饭，是不是又吃了糖。这个场景相信很多人不陌生，所以吃甜的东西会降低食欲。这在小时候被认为是影响生长发育的行为，但是在减肥的时候却是一个挺好用的技巧。

一般来说，肚子饿是因为一段时间内没进食，血糖降低的结果，而吃点甜食让血糖先升高一些就不容易那么饿。我比较推荐硬糖，比如咖啡糖、果糖或者棒棒糖，因为硬糖融化的时间比较久，给人更多满足感，或者是口香糖，还能增加咀嚼时间。等糖融化了或者口香糖嚼腻了再去用餐就刚好合适。推荐想减少食量的人去尝试一下，注意不要吃多，吃一粒就可以了。

第三种推荐是花生。花生这种坚果同时含有较高比例的淀粉、脂肪和蛋白质，是很容易增加饱腹感的食物，而花生当中的精氨酸不但可以增加饱腹感，还能减少下一餐的进食量，所以餐前吃几颗完整的花生可以大幅减少饥饿感，降低食欲。

当然，花生的能量密度很高，所以肯定不能无节制地吃，也不要吃那种炒的和油炸花生米，就是一般的生花生最好。如果不小心一次吃了很多，那么就要减少正餐的量了，最好是在吃饭前就准备好 5~6 粒完整的花生，这样就不会吃多，吃的时候也要一粒一粒地吃，不要一把全往嘴里塞。

如果你是花生过敏或者不喜欢吃花生，也可以换成其他坚果，比如开心果、杏仁和腰果等。原理其实是差不多的，只是花生会更容易买到，而且价格非常便宜。

以上就是我分享的餐前可以食用的三种食物，用来增加饱腹感和降低食欲。注意了，不是让你三种同时吃，每次可以选择一种来吃。

饭菜可以放放再吃

当我们感觉很饿的时候，血糖会降低，人体会分泌饥饿激素，让你产生食欲，想要吃东西，而饥饿激素分泌的时候也会促进升糖激素的分泌。在血糖降低30分钟之内，胰脏就会自动分泌升糖激素，使血糖再度上升，回归平稳，这时候就没有那么容易饿了。

我相信大家都有过这样的感觉，就是很饿的时候却没有来得及吃饭，然后过了1小时也不觉得饿了，其实也是这个道理。另外，当升糖激素分泌的时候，身体的供能职责就从糖类转交一部分到脂肪，脂肪就更容易被分解。因此，下一次肚子饿的时候，你可以稍微忍个十几分钟再去吃饭，这样你可以很安心地告诉自己，我的脂肪已经在消耗了。

饭菜放一会再吃除了可以减少饥饿感、减少进食量和增加脂肪消耗外，还可以一定程度减少食物本身被人体吸收的能量。这主要是由于淀粉类食物温度降低时结构会发生一定变化。

有研究表明，熟米饭、馒头放入2℃~4℃环境中保存一段时间，如冰箱冷藏，其中的部分淀粉会变成抗性淀粉，不会被身体吸收，这样就能产生饱腹感还不吸收过多热量，而米饭中的蛋白质和B族维生素还能毫无障碍地为人体所利用。

含淀粉的食物，比如米饭，在加热过程中，淀粉颗粒吸水溶胀，体积增加，口感软糯香甜，这就是淀粉糊化的过程，这个过程中抗性淀粉的比例会减少。但是当米饭再度冷却的时候，一部分糊化淀粉又变成不可吸收的抗性淀粉，这时的口感也变得干硬，这种淀粉在体内消化缓慢，吸收和进入血液都更缓慢，GI值也会降低。

那么抗性淀粉到底是什么东西呢？

其实淀粉的结构主要分为两类，一类是支链淀粉，一类是直链淀粉。煮熟之后又冷却的淀粉会转化成直链淀粉，也就是抗性淀粉的结构。相比支链淀粉，直链淀粉的消化表面积减小了很多，分解消化的速度就会减慢，对减肥瘦身有一定帮助。

抗性淀粉在日常生活中也十分常见，一般可以分为几类：

第一类：存在于谷物和豆类中，在这些食物中，一些淀粉被包裹在细胞壁里，不能被淀粉酶接近，因此不能被消化。但是在加工和咀嚼之后，往往变得可以消化。

第二类：存在于生的碳水化合物食物，比如生的马铃薯、生香蕉和玉米中。抗性淀粉随着糊化完成而消失，而香蕉也会随着变熟，而转变为人体容易吸收的淀粉。

第三类：就是我们上面说的饭菜放冷，煮熟冷却后抗性淀粉比例增加，变得更难消化。不过，如果要达到最好的效果，是需要让温度降到5℃以下，这样的话正常室温是达不到的，可能要在冰箱放一下再吃，因此不建议肠胃功能不好的朋友这么做。

饭菜放放再吃还有一个原因，就是长期吃烫的食物是有危害的。正常情况下，人的口腔和食道的温度多在36.5℃~37.2℃，在接触到75℃左右较高温的食物时，就会使得覆盖在口腔和食道表面上的黏膜受到轻度灼伤。

虽然受伤的组织会及时地脱落、增生、修复，偶尔的一点轻伤可以很快恢复，但如果你经常性地吃过烫的食物，那么黏膜就会不断被迫重复上述修复过程。而增生增厚了的黏膜对热刺激的反应就会逐渐降低，那么爱吃烫食的人就会进入一个越吃越不怕烫，可以吃的食物也越来越烫的恶性循环。这样一来黏膜就会接受着越来越严重的灼伤刺激，可能会逐渐引发口腔溃疡、食道溃疡，而且还可能留下一定的致癌隐患。

总之，我推荐大家饭菜做好之后可以稍微放一会再吃。我自己在国外待过，所以比较喜欢吃凉一些的东西，如果习惯吃凉菜的小伙伴可以尝试。

饭菜嚼上 30 下

我们都听过细嚼慢咽对吧，那细嚼慢咽对于减肥到底有什么好处呢？

咀嚼次数较少是导致肥胖的风险因素之一，较多的咀嚼次数可以减少每餐的能量摄入，进食的时候增加咀嚼次数在肥胖的预防和治疗中可能会起到一定的辅助作用。

还有研究显示，每吃 100 克食物，肥胖者比体重正常者少咀嚼大约 50 下。进一步研究发现，当每口食物的咀嚼次数从 15 次增加到 40 次后，肥胖者的能量摄入减少了 13.8%，体重正常者的能量摄入减少了 10.1%。该研究还发现，咀嚼行为被改变后，会影响胃肠激素的水平，从而调节食欲，使能量摄入减少。

其实，用餐开始的 30 分钟之内，就已经有食物进入小肠了，血糖会逐渐开始上升，人的饥饿感也会逐渐减少。所以，让饭菜在嘴里停留时间长一点，充分咀嚼，可以争取更多时间让血糖上升，吃饱了就放下，达到减少摄入量的目的。

另外，我们正常人吃饭平均咀嚼 7~15 下就吞下去了，如果每一口能咀嚼 30~40 下才吞下去，这样就能够减少吃进去的总能量。

此外，集中注意力吃饭还可以锻炼大脑。吃饭的时候慢慢品味食物的味道，感受口腔肌肉的运动就是锻炼大脑的一种方式。与此同时，你能充分感知食物的味道，以防太油、太咸也没有感觉到就直接吞咽。

如果没有充裕的时间去感受，那么在长期重口味的刺激下，味蕾也会变得不敏感，然后就会越吃越重口。细嚼慢咽能够帮你重新获得感知食物味道的能力，让你更倾向于选择清淡的食物，摆脱重口味的习惯，减少油盐的摄入。

那如何才能养成细嚼慢咽的习惯呢？

首先，在开始的阶段要保证自己吃饭的时候不做其他的事情，集中注意力，这是刻意练习的一个方式。虽然说大家一天都很忙，但是总要有休息，细嚼慢咽就是一种休息，暂时先把学习、工作和其他事情放下，把你的注意力从沉重的压力中转移出来。

接下来，就是每一口尽量夹少一点，一口塞得多你就忍不住着急都咽下去了。我见过一个很瘦的妹子，一口只吃一根青菜，少量的食物吃到嘴里咀嚼到烂为止，然后才咽下去。所以，人家瘦是有原因的。

在开始阶段不要偷懒，专心吃饭，每口至少嚼 30 下，嚼烂再咽下去。

这个方法其实真的很有效，我有一个学员是个男生，很胖，他就是吃饭特别快，后来我让他只改变这一点。刚开始真的让他每口都数，他也听话，每一口都咀嚼 30~50 下，没过多久他就瘦了一些，而且他也没有怎么运动，然后他就觉得这个方法好方便，比起运动减肥轻松多了。

于是他就自动把咀嚼的时间增加到 70 下，现在他基本吃到平时的一半或者三分之二就饱了，然后就吃不下去了。他的体重一直掉，也没有再反弹。他现在都觉得自己的胃已经变小了，然后盛的饭菜也比平时少了很多。细嚼慢咽不但可以让体重下降，而且还不浪费食物。

说到这里，很多人可能会想，那我在吃饭的时候看电影和视频增加咀嚼时间可以吗？这个反而不太好，因为看电视的时候大脑高度活跃，血液会供应脑部，导致胃部供血不足，可能影响消化。

我建议各位小伙伴可以从今天开始先数一数自己吃饭每一口的咀嚼次数，如果低于 30 下，以后就可以增加咀嚼次数到 30~40 下。

担心控制不住吃太多？大餐前做这些！

即便是在减肥期间我们自己能尽量避免吃大餐，但是难免还是会有聚会、聚餐的时候，有的小伙伴由于工作性质的关系，这样的情况还不在少数，那怎么办呢？难道经常有聚餐的人就干脆别减肥了？当然也不是，聚餐的时候学会并刻意使用一些方法，就能很好地减少热量摄入。下面教大家一些技巧。

1. 如果你事先知道哪天有聚餐和大餐等着你，那么在聚餐之前的两顿正餐能量摄入就要稍微控制一下，不要吃到饱。比如，假设我知道今晚有朋友的生日聚餐可能会吃多，那么我当天早餐和中餐就比平时少吃 1/3~1/2，保证一天的总能量不要超标太多。或者中午公司有聚餐，那我就会在早餐和晚餐适量调整饮食少吃。

2. 在聚餐前的几小时可以增加一次训练。比如，我晚餐吃饭前先在家里做 100 个俯卧撑和 100 个自重蹲举。当然，这是简单好记的一个方案，你可以根据自己的情况安排，也许是 20 个俯卧撑、20 个深蹲和 20 个箭步蹲，又或者你可以做一套完整运动，或者去跑个步、游个泳、打场篮球也是完全没问题的。总之，就是提前增加消耗，平衡掉吃太多的能量。

3. 吃饭前 15 分钟先刻意喝两杯水，共约 500 毫升，这将有助于增加饱腹感。

4. 吃之前还是可以用前面提到的技巧——先含粒糖。用餐的时候先吃蔬菜、水果这类纤维含量较高的食物。这些食物能量密度很低，能进一步增加饱腹感，再开始吃海鲜和精瘦肉类，因为高蛋白质的食物并不容易囤积成脂肪。聚餐最好不要吃主食，因为高碳水化合物和高脂肪食物同时吃，会让我们摄入的能量大幅增加。大家自己肯定有感觉，你光吃些肉和菜，即使好吃，不配米饭你也是吃不了多少的。

5. 吃饭前可以先多给朋友们盛饭夹菜，把自己想吃的菜先夹给别人，尤其是自己想吃但是热量又很高的菜。这样不但别人觉得你人特别好，而且还能减少自己摄入的食物能量。没开玩笑，我是说真的哦。

6. 聚餐遇到油炸的菜不要吃，油腻的菜要么也不夹，要么是一定要过水再吃的。尤其是川菜和湘菜，基本上都是油盐很重的菜系，炒菜放油跟不要钱似的。油的能量很多时候远远高出菜本身，不涮的话只要吃几口就已经能量超标了，却完全没有什么饱腹感，对减肥的负面影响是非常大的。

其实过水的菜并没有大家想象的那么难吃，你试一试就知道了，慢慢地基本上就养成习惯了，你还会觉得不过水简直吃不下去。当然，你可能会想，过水吃起来还有什么意思呢？那我只能说做任何事都必须有一些取舍，掂量一下是多吃几口油满足口感重要，还是让自己的大肚腩减下来更重要。

7. 回到聚餐的本质，这次聚餐的目的到底是什么？其实就是大家有个地方说话交流，开心一下，而吃只是辅助的功能。既然这样，多和周围的朋友或者家人聊聊天，说个几分钟再吃一点，有一个延迟时间，那么你的胃会告诉大脑你其实有些饱了。这样你会发现其实你比想象中吃得少了很多，并且也不会饿。另外，吃的时候可以多和周围的帅哥、美女对视，跟他们吃饭的时候，为了维持形象，用餐时还会细嚼慢咽，减少吃进去的食物量。

最后说一下，聚餐是每个人在减肥路上必须直面的拦路虎，是绕不过去的。毕竟，我们不可能完全为了减肥断绝与其他人的交流往来，也不可能做到任何时候都自己做饭。但相信我，如果你对待减肥足够严肃而又有科学的技巧，那么一切减肥路上的拦路虎都是纸老虎。

饭后做这些辅助减肥

接下来再给大家介绍几个用餐后的减肥技巧。

第一个技巧是别吃完，兜着走。这个技巧是指刻意不要吃完食物，而不是说吃不下。当你单独或者与朋友在外面吃饭的时候，为了把控住能量，可以事先准备一个饭盒（或者可以问服务员要一个），将一半的食物提前打包，之后再食用。

这个方法可以将平时的一餐分作两餐食用，能减少每日总能量摄入，也能减少一次食用太多造成的消化系统负担太大，还环保不浪费食物。当然，如果你是和许多人一起聚餐，这种方法可能就不太合适了。

第二个技巧是饭后站立。饭后稍微休息 20 分钟，然后可以站着看电视，去阳台站站之类的，站立的时候保持微微收腹的状态。很多人吃完饭后又坐下看电视、玩电脑，一坐就是几小时。由于饭后胃部供血导致脑部供血减少，使人产生疲劳感，这时人坐下容易不自觉弯腰驼背没有力气，久而久之肚子赘肉就多起来了。

另外，我们平时有机会站着就尽量不要坐。因为站立的时候人体要调用更多的肌肉，消耗更多的能量。所以，如果每天多站 3 小时，可以上午站着办公 1 小时，下午站着办公 1 小时，坐地铁站 1 小时，这样每天平均能多消耗 100 多千卡，一个月就能减少 1 斤纯脂肪。

第三个技巧是腹部按摩。经常按摩肚子能增强肠胃蠕动，增强肠胃的消化功能，对治疗便秘有不错的效果，经常便秘的人可以按摩一下自己的肚子。

揉按腹部可增加腹肌和肠平滑肌的血流量，增强胃肠内壁肌肉的张力及淋巴系统功能，加强对食物的消化、吸收，改善大小肠的蠕动功能，起到促进排便的作用。而且，因为按揉腹部能刺激末梢神经，通过轻重快慢不同力度的按摩，使腹壁毛细血管畅通，可以促进脂肪消耗。

腹部按摩的具体操作方法可以这样：

全身放松，左手按在腹部，手心对着肚脐，右手叠放在左手上。先按顺时针方向，绕肚脐揉腹 100 次，再逆时针方向按揉 100 次。按揉时，用力要适度，精力集中，呼吸自然。

第四个技巧是大餐后，大步走。饭后休息 30 分钟后再快步走 30 分钟，这个建议有两个目的。首先，它可以帮助你燃烧一部分聚餐的食物能量，其次是能减少吃大餐带来的内疚感，你依旧在减肥的路上前进，第二天你可以再次回到正常的减肥轨迹。

这避免了一些人给自己找借口说："反正我都吃了大餐了，就等着以后再减肥吧。"于是他又回到了起始点无限轮回。

这里再提醒一下大家，饭后胃里有很多食物，会比平时重很多，如果饭后立马快走或者运动会上下震荡，可能会导致内脏下垂。

而且饭后胃肠血液循环会加快，饭后马上散步可能会导致胃痛以及胃痉挛，消化还容易被中断，长期这样就有可能得胃病。

因此，建议大家在饭后至少休息 30 分钟再开始散步，如果是吃了很多的话，要至少休息 1 小时再开始散步。

运动的 5 个技巧

运动时间要选好

有一个问题，我经常被减脂训练营的新学员问到，那就是什么时间运动减肥效果最好？

其实，哪个时间运动减肥效果最好是由运动类型和你平时的生活习惯决定的。

对于大部分上班族和学生党，运动的时间无非只有几个：早晨起床后吃早餐前、中午午休时间和晚上的时间。

我们先来说第一个，如果你是一个可以早起的人，那我推荐你选择早餐前的这个时间去运动。而且早晨的空气比较好，可以去室外运动。天亮之后，植物开始进行光合作用，空气慢慢变得清新，那个时候去运动是比较舒服的。

早晨运动要选择以中低强度的运动为主。一方面，因为你躺了一晚上，身体是比较僵硬的，所以应该用低强度的运动慢慢唤醒身体。可以用低强度完成两组 4 分钟训练。

另一方面，早晨起来一般都有 10 多个小时没有吃东西了，前一天摄入的食物在经过一个夜晚用于维持呼吸和心跳等基本活动，已经消耗得差不多了，糖分消耗了很多，血糖也比较低，因此，在早晨吃早餐之前去运动，就算是一开始运动也会有更高比例的脂肪参与到供能当中去，加快脂肪的消耗。

而且对于很多人来说，适量的运动能够使身体快速从起床的困意中脱离，让上班或者是早晨上课不那么疲惫，能集中注意力做事，提高工作效率。

当然，早晨运动也有这些需要注意：

第一，如果运动量过大可能会导致低血糖或者头晕。对于这样的情况，我建议先吃一片面包再开始运动；或者运动的时间不要太长，控制在半小时以内，然后降低运动强度。

第二，早晨运动量过大白天可能会不自觉地多吃，要更加留意食物的摄取。

第三，爱流汗的人可能运动后没时间去洗澡，这是我个人不怎么在早晨运动的主要原因。

接下来我们再来说一下中午运动。其实办公族中午是有休息时间的，一般都会有一个多小时，你如果没有午睡的习惯，可以在上午工作结束后来两组 4 分钟训练，然后用毛巾把身体擦干净再去吃饭。

如果是午饭后再进行运动会影响肠胃吸收，因为饭后胃会变大、变重，血液也集中在胃部，马上进行运动会导致消化不良和胃下垂。如果是有午睡习惯的朋友，可能中午运动就来不及了，除非能够很快吃完午餐。

接下来我们再来说一下晚上运动。如果下班早自己吃饭也晚，可以选择在晚餐前运动，而晚饭后休息 1 小时再运动也不错。这时候可以做一些高强度的运动，但记得千万不要饭后立马去运动。

由于你已经吃过晚饭了，身体也属于一个能量比较充沛的时期，这时候做几组中高强度的 4 分钟训练其实是最为合适的，能够快速燃烧糖原，增加运动后的耗氧量，使得身体在运动结束后能够持续增加消耗，促进脂肪转化为糖原，补充糖原贮备。

另外，晚上基本上已经没有多少工作了，在进行了较高强度的运动后你能得到充分的休息，慢慢地享受"躺瘦"的快感。

并且晚上运动还会让你很快感到疲倦，你就会早早地洗澡上床睡觉，这对熬夜党来说似乎也是个不错的选择。

总而言之，这几个时间段都是可以选择的，要看你自己的生活习惯是什么样的，以及你在一天中的什么时候对锻炼的热情最大，毕竟只有自己真正想去运动的时候效果才会更好。

选好后尽量把自己每天的运动时间范围固定下来。你想，每天吃早、中、晚饭的时间你是根本不用别人提醒的，看到时间差不多，自己也有点饿了就去吃东西了。健身也类似，固定好时间，然后减少思考。

我一般都是中午和晚上吃饭前运动，你呢？

这样激励自己很有必要

即便我们用本书的方法可以降低意志力的消耗，但长期坚持运动依旧是一件不容易的事情，这点我自己也深有体会。因为人总有不想动的时候，哪怕几分钟的时间也懒得动，因此，我们必须学会不断激励自己的手段。

那么，如何才能激励自己呢？我给大家几点建议。

1. 多想想运动的好处和自己为什么有必要进行运动。保持对运动这件事的认可是很关键的，经常想想自己因为什么而开始运动。

2.可以借助偶像的力量激励自己去运动，借助一些外力去推动自己行动很有必要。比如我就是因为看到美国一个健身模特的视频，觉得身材太好、太帅了，所以我才开始想去改变身材。

后来，我把自己的手机屏保和电脑桌面换成了我最喜欢的健身模特，这样经常可以看得到以提醒自己，同时我还会不定期更换壁纸，让自己不要看久了、腻了。另外，我还会在每次挣扎去不去健身时看看偶像的健身励志视频，这让我更有动力去锻炼。

3. 每次运动不断提醒自己要"focus"。好莱坞著名影星巨石强森就是这样，每次健身的每个动作他都大喊"focus"去提醒自己集中注意力，这样也能提升训练效率和效果。

4. 给予自己奖励反馈。比如每周运动次数达到 3 次，奖励自己喝 1 瓶零卡饮料，吃饭的时候也可以多加 1 个卤蛋或鸡腿，或者看 1 集美剧。

训练计划先备好

每次运动前把 4 分钟的训练计划提前准备好。提前计划好会让你的运动可视感更强，也更有利于长期保持。

很多小伙伴可能会想，我已经知道 4 分钟训练的方法了，我根据自己的喜好安排内容不行吗？如果你的目的就是简单锻炼身体或者是活动一下，那么依着自己的性子来运动当然没有问题，但是如果你追求的是获得比较好的身材，那么你就需要按照计划进行系统运动。

按照计划去锻炼就不会过于零散，就像很多人都说自己喜欢某某运动，但即便是自己喜欢的运动，也并没有坚持不断地在做，更多时候是想起来了就去玩玩，想不起来或者工作很忙就找各种借口不运动。

比如打篮球，我相信很多人都喜欢，但我猜你肯定不会定时去打，更不会去系统安排打篮球的训练。所以，打篮球对于普通人来说更多是一种娱乐项目，只有当朋友说一起打会儿球，或者一起约个球赛才去，这种方式是零散的运动，是不系统的。

而这种零散的运动和爱好带来的运动收益是有限的。因为你随时可以用其他借口，比如太忙了、工作没完成或者身体不舒服去轻易"欺负"这类兴趣爱好和运动时间。

但是，健身如果想有好的效果，就不应该采用这种不系统、不持续和随随便便的锻炼方式。有目的的健身计划是最重要的健身要素。

凡是偶尔想到了才去练一下或者没有制订任何健身计划的训练，统统可以视为零散的训练。若是当作锻炼一下，活动活动筋骨是没问题的，但不要寄希望于通过这样随意的锻炼方式获得好的身材和体形。

所以，我建议没有什么健身经验的小伙伴先完全按照 4 分钟的训练计划进行。

选对音乐，运动更有效

音乐会让你感到更快乐。威廉·詹姆斯就说过：

"I don't sing because I'm happy; I'm happy because I sing."（我不是因为感到快乐而唱歌，我是因为唱歌而快乐。）

当你听着你喜欢的音乐的时候，你的大脑会释放多巴胺，一个"自我感觉良好"的神经递质，大量的多巴胺释放，这会使人感到幸福、兴奋和快乐。

音乐对运动效果的影响就更大了。跑步者听节奏欢快的励志音乐要比听舒缓的音乐跑得更快。如果你想在跑步中取得好的成绩，就可以通过听歌曲来激发自己。

我不知道大家有没有运动的时候听音乐的习惯，反正对我来说，如果运动的时候没有放音乐，就感觉整个空间太安静，缺了什么，健身的时候也没有什么动力。听合适的音乐能够提高我健身的效率，延长我健身兴奋的时间。

我问过我周围很多喜欢运动的小伙伴，他们也都会有这样的感觉，而且大部分健身房一般都会放音乐，也就证明了音乐对运动的促进作用其实是很大的。还有很多健身课程是依据音乐来开发动作顺序和节奏的，比如很出名的莱美系列课程。

我一般健身的时候听的歌会比较有节奏感，比如嘻哈音乐、说唱音乐，还有一些摇滚音乐之类的，听这些音乐的时候会让我觉得血脉偾张，做动作的时候特别带劲，做下一组动作时也会更加有动力。

比如我经常听的就是埃米纳姆、JAY-Z（肖恩·科里·卡特）、林肯公园、共和时代和酷玩乐队（Coldplay）等。美国的一些排行榜的歌我也听，还有中国嘻哈榜我在健身时也非常喜欢听。

我的偶像埃米纳姆就说过：

"如果人们从我的音乐中得到任何东西，那应该是知道一切皆有可能，只要你继续努力，不要放弃。"

如果是做一些伸展拉伸，比如普拉提、瑜伽类的运动的时候，就比较适合听舒缓的音乐。如果是跑步，可以听一些节奏感强的音乐，但是如果是习惯在户外跑步的小伙伴，听歌的时候音量最好不要太大，不然可能会听不到汽车鸣笛而造成交通隐患。音乐除了对健身运动会有激励作用，还有其他很多功效。

比如现代人由于工作、生活、学习的压力都比较大，听音乐可以降低体内应激激素皮质醇的水平，这抵消了慢性压力的影响。这是一个重要的发现，因为压力会导致我们出现很多问题和疾病。

另外，现代人很多都有失眠症，一项为期30天的研究表明，在睡觉前听轻松的音乐能显著提升睡眠质量。如果你经常睡不着，可以尝试睡前听一会儿《小巴赫》和《小夜曲》。

全世界还有超过 3.5 亿人患有抑郁症，他们中高达 90% 的人也经历失眠。一项研究表明，根据音乐的类型，可以给患有抑郁症的病人带来不同程度的好处。

你平时运动的时候会听音乐吗？会听什么音乐呢？

多照镜子魔力大

最后一个技巧我想跟你们分享的是多照镜子。如果你经常去健身房，这个技巧会很有用。

我猜你肯定也注意到了，在健身房里比哑铃、杠铃和器材还要多的只有镜子了。

有的小伙伴可能想说，对呀，健身房要那么多镜子干吗？都是镜子害了我，没有办法集中锻炼，每次去健身都是锻炼 5 分钟，照镜 2 小时，还不如拆了呢，这样我也不会照了。

还有的肌肉男每天在镜子面前一直照、一直秀肌肉，让周围的人很尴尬，也练得不开心。

那镜子除了显得健身房空间更大还有什么用呢？

其实健身时配的镜子更大的功能是让你的眼睛能够更好观察到身体的动作，确保动作的正确性。

首先，并不是每个人去健身房都能请得起私人教练的。作为健身初学者，如果没有教练在旁边指导和督促，也没有靠谱的健身搭档，自己一个人想要把动作做得尽可能标准是很困难的。因此，一个人就需要在学会动作之后，根据镜子里自己的动作去调整，镜子就相当于一个很重要的反馈工具。不然很有可能把自己的肌肉练歪或者练得不对称。

我健身初期做很多动作就没有对着镜子练，而是直接看视频做，因为没有得到反馈，这样一来，一段时间后发现自己右侧肩膀的斜方肌就比左侧更大，有点高低肩的问题。

你可能会觉得奇怪，好好的肌肉怎么会练歪呢？人的肌肉不都是对称的嘛，训练时用的器械重量一样，每边做的次数也是一样的，怎么会导致肌肉一边大一边小呢？

这是因为你无法从整体上观察到自己完整的动作模式，所以真正用心设计过的健身房，它会尽可能多地在各种训练器材前摆放镜子，目的就是帮助你纠正自己的动作并持续保持正确的姿势，这样能更好提高锻炼的效果，甚至有一些健身房连跑步机面前也会摆镜子。

既然镜子并不是摆设，那我们应该怎么用镜子来达到最好的效果呢？

第一，所有的自由器械动作要尽可能照镜子去完成，因为自由器械的运动轨迹并不是固定的，更需要依靠我们身体的本体感受。因此，在用哑铃、杠铃或者壶铃等器材的时候，最好是全程看着镜子里的自己去完成。要注意哑铃起始位置和结束位置的高度是否一致，动作的轨迹是否一致，有没有做到挺胸、收腹、沉肩这些基本的动作要领。

做固定器械不一定要照镜子，因为动作轨迹相对来说是比较恒定的，但是依旧推荐大家照镜子练，因为大部分人很容易出现肩部高度不一致，不信大家可以试试不照镜子，让小伙伴观察一下，你就会发现自己认为的对称其实并没有你想象的那么好。

对于仰卧类的动作比如腹部动作和胸部卧推动作，可以侧面对着镜子，观察身体的侧面姿势。如果是卧推，可以先使用上斜板卧推，这样在动作过程中眼睛可以向下瞄看镜子来尽量确保动作的要领和平衡。

第二，你可以在锻炼的时候通过照镜子来激励自己。我其实每次锻炼的时候都喜欢照镜子，看着自己的肌肉线条的收缩，这样会让我特别有训练的感觉和动力，再配上节奏感强劲的音乐以及紧身背心，感觉自己真的很有男人味。

每次运动觉得自己快要力竭的时候，看着镜子里的自己就还能再多做几下，而可能就是每一组的这几下，让你的训练效果大大提升。

另外，对于在家里练习或者跟着我线上健身课锻炼的小伙伴，我建议在家也要配一面小的全身镜。同时，在跟着视频练的时候也要时不时观察一下镜子里自己的动作，我自己在家也装了一面全身镜。

你锻炼的时候会照镜子吗？还是说镜子只是你拍照用来发朋友圈的工具呢？

参考文献：

1. 王舒然，李杰.咀嚼行动对中国青年能量摄入和胃肠激素水平的影响［C］.中国营养学会第十一次全国营养科学大全暨国际DRIS研讨会学术报告及论文摘要汇编（下册），2013：343—344.

2. Chanvrier, H., Uthayakumaran, S., Appelqvist, I. A. M., Gidley, M. J., Gilbert, E. P., López-Rubio, A., Influence of storage conditions on the structure, thermal behavior, and formation of enzyme-resistant starch in extruded starches［J］. Journal of Agricultural and Food Chemistry, 2007,55(24): 9883-9890.

3. Smit ,H. J., Kemsley, E. K., Tapp H. S., Henry C. J. K., Does prolonged chewing reduce food intake? fletcherism revisited［J］. Appetite, 2011,57(1): 295-298.

4. Saeidifard, F., Medina-Inojosa, J. R., Pola, M.S., Olson, T. P., Somers, V. K., Erwin, P. J., et al., Differences of energy expenditure while sitting versus standing: a systematic review and meta-analysis［J］. European Journal of Preventive Cardiology, 2018,25(5): 522.

5. Huschle, M. B., The effects of fast and slow music on cardiovascular and hemodynamic responses during submaximal treadmill exercise［D］. Duluth: The College of St. Scholastica. 2008.

6. Street, W., Weed, D., Spurlock, A., Use of music in the treatment of insomnia a pilot

study［J］. Holistic Nursing Practice, 2014,28(1): 38-42.

7. Hendricks, C. B. , Robinson, B. , Bradley, L. J. , Davis, K. , Using music techniques to treat adolescent depression［J］. Journal of Humanistic Counseling, Education and Development, 1999,38(1): 39-46.